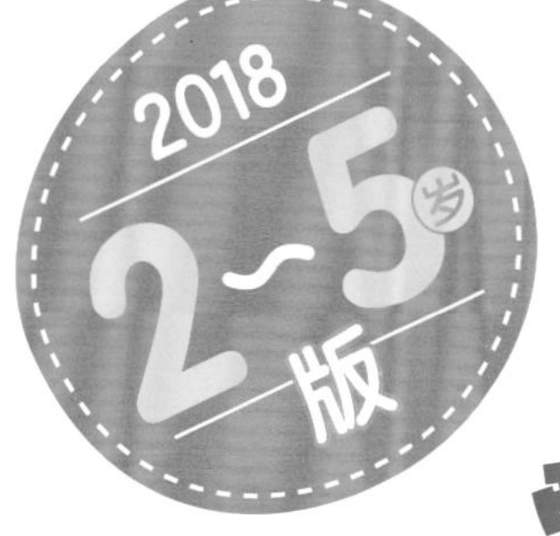

中国儿童青少年零食指南2018

Guidelines on Snacks for Chinese Children and Adolescents 2018

家长必读宝典

中国疾病预防控制中心营养与健康所
中国营养学会　编著

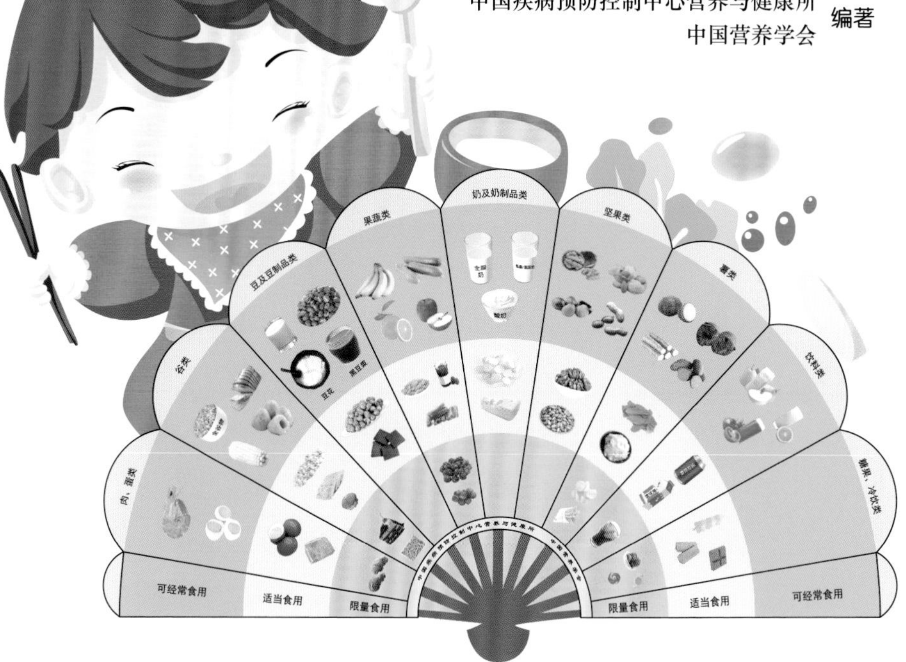

人民卫生出版社

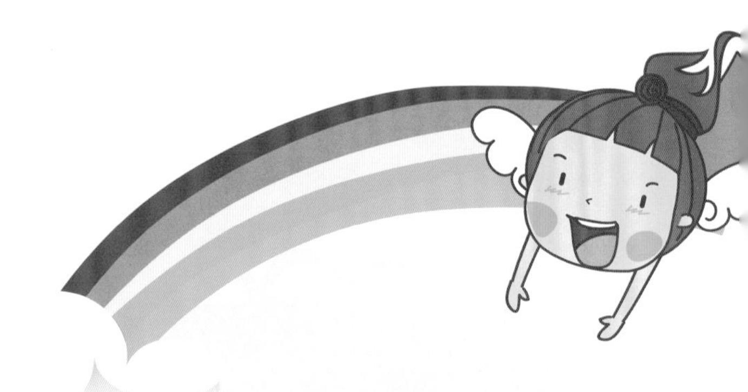

专家指导委员会

翟凤英　丁钢强　杨月欣　孔灵芝　蔡云清　马爱国
杨晓光　梁晓峰

编写组成员（按姓氏拼音排序）

杜文雯　黄绯绯　贾小芳　姜红如　李　丽　李英华
马玉霞　欧阳一非　苏　畅　汪　云　王惠君　王志宏
张　兵　张　伋　张继国　张俊黎　章荣华　张书芳

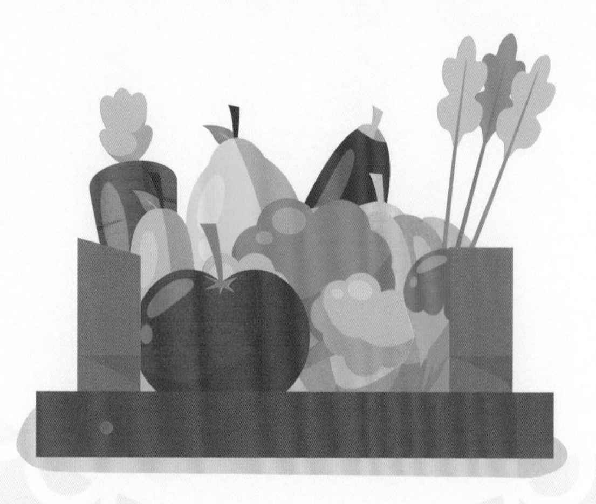

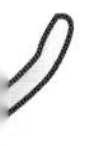

前言

近年来，我国儿童青少年的膳食营养状况有了较大改善，但也存在零食消费过多，缺乏科学指导等问题。儿童青少年正处于生长发育的关键时期，也是养成良好饮食习惯的重要阶段。因此，引导儿童青少年树立正确的饮食观和健康观，减少或纠正不良的零食消费行为，将有利于儿童青少年从小建立平衡膳食、合理营养的理念，形成良好的饮食习惯，促进其健康成长，使其终生受益。

《中国儿童青少年零食指南（2018）》是在《中国儿童青少年零食消费指南（2008）》的基础上，针对我国儿童青少年零食消费特点，经过大量调研、专家研讨、广泛征求意见，并参考国际上的最新研究进展编制而成。

本指南共三册，分别适用于2～5岁学龄前儿童、6～12岁学龄儿童及13～17岁青少年。本册指南适用于2～5岁学龄前儿童，强调食物摄入要以正餐为主，零食不可以代替正餐。如果吃零食，以本指南作为零食消费的指导。

本指南中，零食是指非正餐时间食用的各种少量食物和饮料。

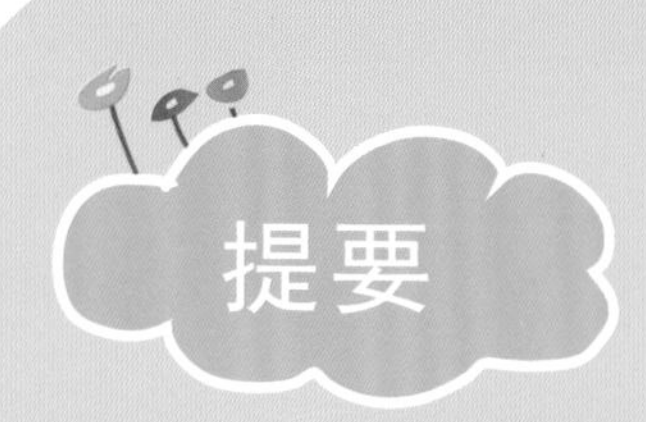

提要

2～5岁学龄前期是儿童生长发育的关键阶段，也是培养良好饮食行为的重要时期。该阶段儿童咀嚼、吞咽功能不完善，消化能力弱，但又活泼好动，能量消耗大，三顿丰富的正餐与两次适量的加餐是学龄前儿童获得全面营养的保障。学龄前儿童模仿、学习能力强，家长和老师应该以身作则，引导儿童养成“吃好正餐，适量加餐”的饮食习惯。如果需要添加零食，应该少量，且要选择健康零食。教育儿童正确认识零食的特点，引导其选择新鲜、多样、易消化的健康零食。此外，对于学龄前儿童的零食进食安全不可忽视。

核心推荐

1. 吃好正餐，适量加餐，少量零食
2. 零食优选水果、奶类和坚果
3. 少吃高盐、高糖、高脂肪零食
4. 不喝或少喝含糖饮料
5. 零食应新鲜、多样、易消化、营养卫生
6. 安静进食，谨防呛堵
7. 保持口腔清洁，睡前不吃零食

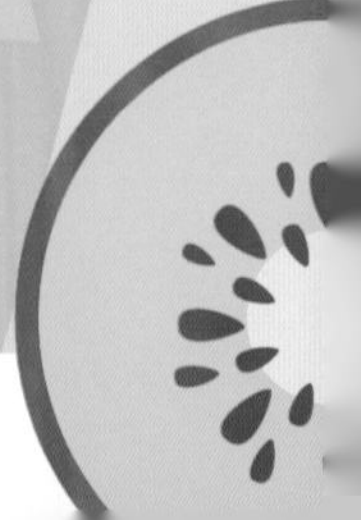

1 吃好正餐，适量加餐，少量零食

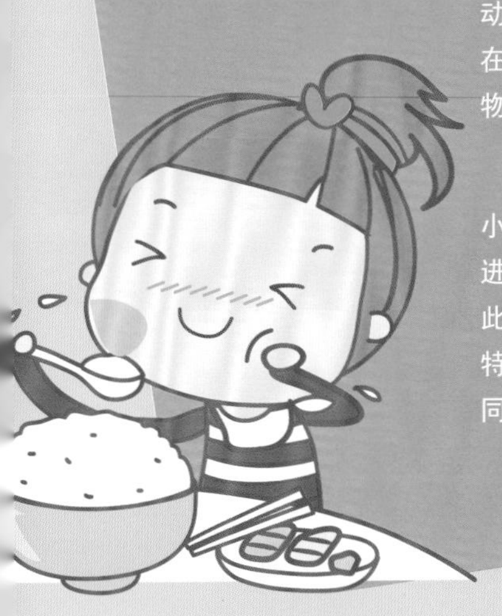

学龄前儿童处于生长发育的第一个高峰期，活动量大，每天需要较多的能量和各种营养素。同时在这一阶段，儿童开始认识和感知食物，是形成食物喜好的关键时期。

早、中、晚三餐是规律饮食的重要组成部分，从小养成良好的饮食习惯和科学的饮食规律，不仅对促进儿童生长发育非常重要，还将使其受益终生。因此，家长和幼儿园老师应根据这一年龄段儿童的生理特点和营养需求准备好正餐，食物应既多样又营养；同时，培养孩子正确的饮食观，吃好三顿正餐。

学龄前儿童胃容量小，一次进食量有限，每日仅三顿正餐不能满足其全部的能量和营养素需求。因此，在早餐与午餐之间、午餐与晚餐之间，应给予两次加餐。加餐的食物量要明显少于正餐，以免影响正餐进食。

零食因美味的口感、鲜艳的色泽、大量的广告宣传吸引着儿童不断购买和尝试。家长和幼儿园老师应结合儿童正餐和加餐的进食情况，为其合理选择零食，不应只满足其口味和喜好，或者将其作为一种奖励手段，防止儿童养成零食代替正餐的习惯。按照营养均衡的原则，零食消费不宜过多，所提供的能量不要超过每日总能量摄入的10%。建议选择从正餐中摄入不足的食物作为零食，如奶及奶制品、水果和坚果。吃零食的时间不要离正餐时间太近，最好间隔1.5～2小时。

2 零食优选水果、奶类和坚果

水果、奶类和坚果是平衡膳食的重要组成部分。全国营养调查结果显示：我国居民水果、奶类和坚果的摄入量都显著低于推荐量。因此学龄前儿童的零食，应优先选择水果、奶类和坚果，作为正餐营养需求的必要补充。

新鲜水果含有较多水分，口感多样、美味，富含维生素、矿物质、膳食纤维和植物化学物。另外，水果中果酸、枸橼酸、苹果酸、酒石酸等有机酸含量丰富，能刺激人体消化腺分泌，增进食欲，有利于食物的消化，同时，有机酸对维生素C的稳定性有保护作用。

奶类营养成分丰富、组成比例适宜、易于消化吸收，是营养价值高的天然食品。奶类能够提供优质蛋白质、钙和维生素B_2，含人体所需的脂肪酸。此外，奶类中的乳糖能促进钙、铁、锌等矿物质的吸收。对于喝奶后出现腹痛、腹泻、肠鸣等乳糖不耐受症状的学龄前儿童，可首选酸奶或低乳糖奶制品。

坚果富含脂肪、蛋白质、矿物质、维生素E和B族维生素，其中脂肪主要由不饱和脂肪酸构成，是人体必需脂肪酸的良好来源。

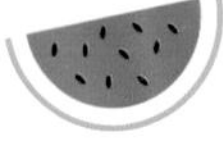

3 少吃高盐、高糖、高脂肪零食

儿童时期形成的食物口味偏好，可以保持到成年期，一旦形成不良饮食偏好，将来很难纠正。目前，在高盐、高糖、高脂肪的食物环境和家庭饮食习惯影响下，学龄前儿童极易形成重口味的饮食喜好。儿童长期选择高盐、高糖和高脂肪食物可增加发生肥胖、血脂异常、心脑血管疾病、糖尿病和骨质疏松症等的风险。高糖零食还是引发龋齿的危险因素。

许多作为零食的休闲食品都含有较多的盐和（或）脂肪。由于口感、滋味俱佳，深得孩子喜爱。如果家长不加以引导和限制，孩子会不知不觉摄入过量的盐和（或）脂肪。

糖果和糕点是学龄前儿童喜爱的食物，这些食物含有较多的糖，其他营养成分较少，经常食用不但容易形成对甜味的喜好，而且会因能量摄入过多增加肥胖的危险。

学龄前儿童养成清淡口味的饮食习惯，对其成年后的健康至关重要。一方面，家长在为学龄前儿童购买零食时，应参考食品包装上的营养标签信息，尽量选择低盐、低脂和低糖零食。另一方面，应该培养学龄前儿童养成少吃或不吃高盐、高糖、高脂肪零食的习惯。

小贴士

根据《预包装食品营养标签通则（GB 28050—2011）》，
含钠≤120mg/100g（固体）或100ml（液体）为低钠食品，
含糖≤ 5g/100g（固体）或100ml（液体）为低糖食品，
含脂肪≤3g/100g（固体）或≤1.5g/100ml（液体）为低脂食品。

4 不喝或少喝含糖饮料

水是人体细胞和体液的重要组成部分，参与人体新陈代谢的全过程，对调节体温、维持血容量等起着重要的作用。对于处于生长发育第一高峰阶段的学龄前儿童，足量饮水尤为重要。然而，越来越多的调查显示，学龄前儿童对含糖饮料的摄入量呈快速增长趋势，许多孩子已经不喝白开水，只喝含糖饮料。过多饮用含糖饮料容易引起儿童偏食挑食、摄入过多的能量，还可增加龋齿、肥胖、高血压、脂肪肝和糖尿病的发病风险。

含糖饮料指在制作过程中人为添加糖的饮料，包括碳酸饮料、果蔬汁饮料、运动饮料、茶饮料、含乳饮料、植物蛋白饮料和咖啡饮料等，是学龄前儿童摄入添加糖的主要来源。多数饮料含糖量在8%～11%之间。家长要鼓励学龄前儿童多喝白开水，不喝含糖饮料，不将含糖饮料作为奖励的手段。在不得已情况下，要选择低糖或无糖饮料，并选择小包装，控制摄入量。家长还要以身作则，帮助学龄前儿童养成良好的饮水习惯。

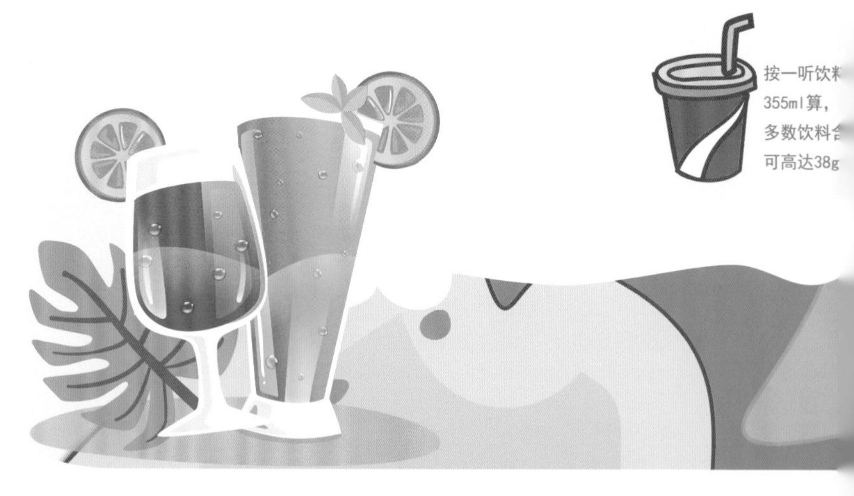

小贴士

根据我国《预包装食品营养标签通则（GB 28050—2011）》规定，低糖饮料的含糖量≤5g/100ml，无糖饮料的含糖量≤0.5g/100ml。

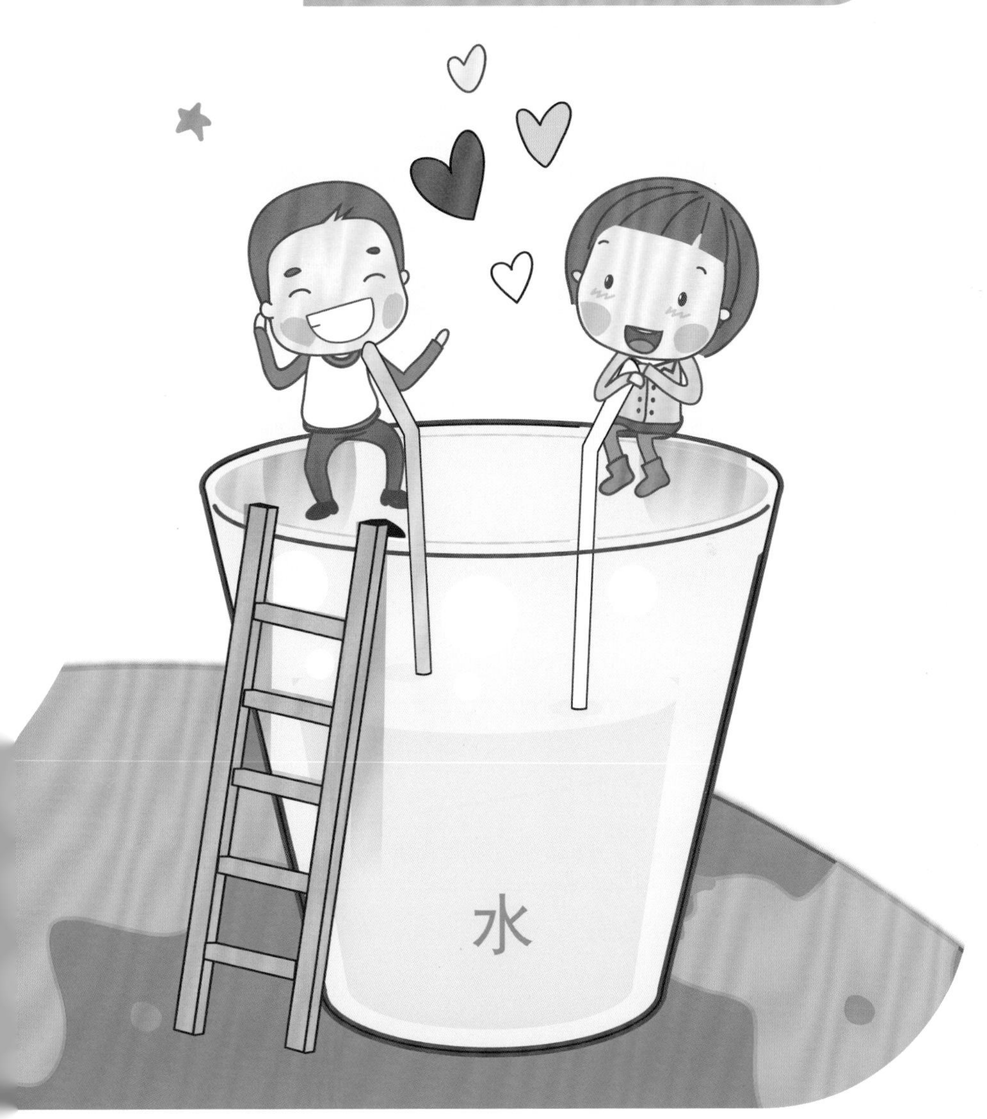

中国儿童青少年零食指南2018

零食扇面图

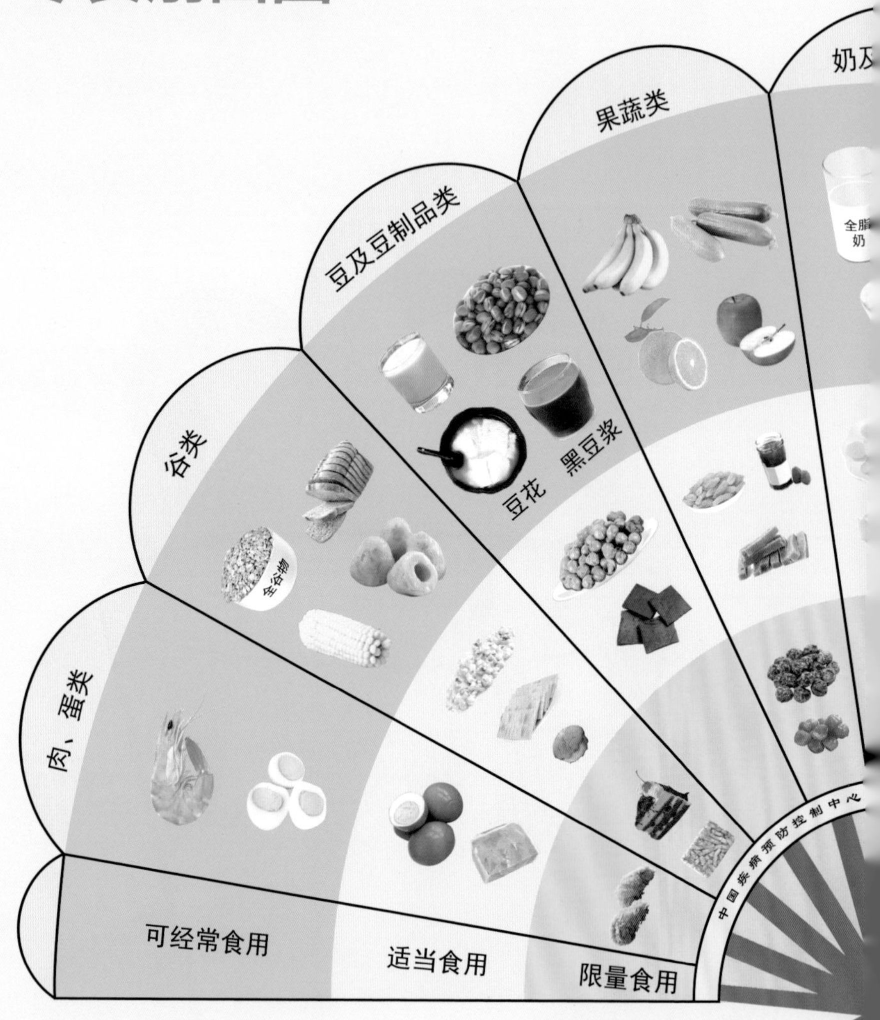

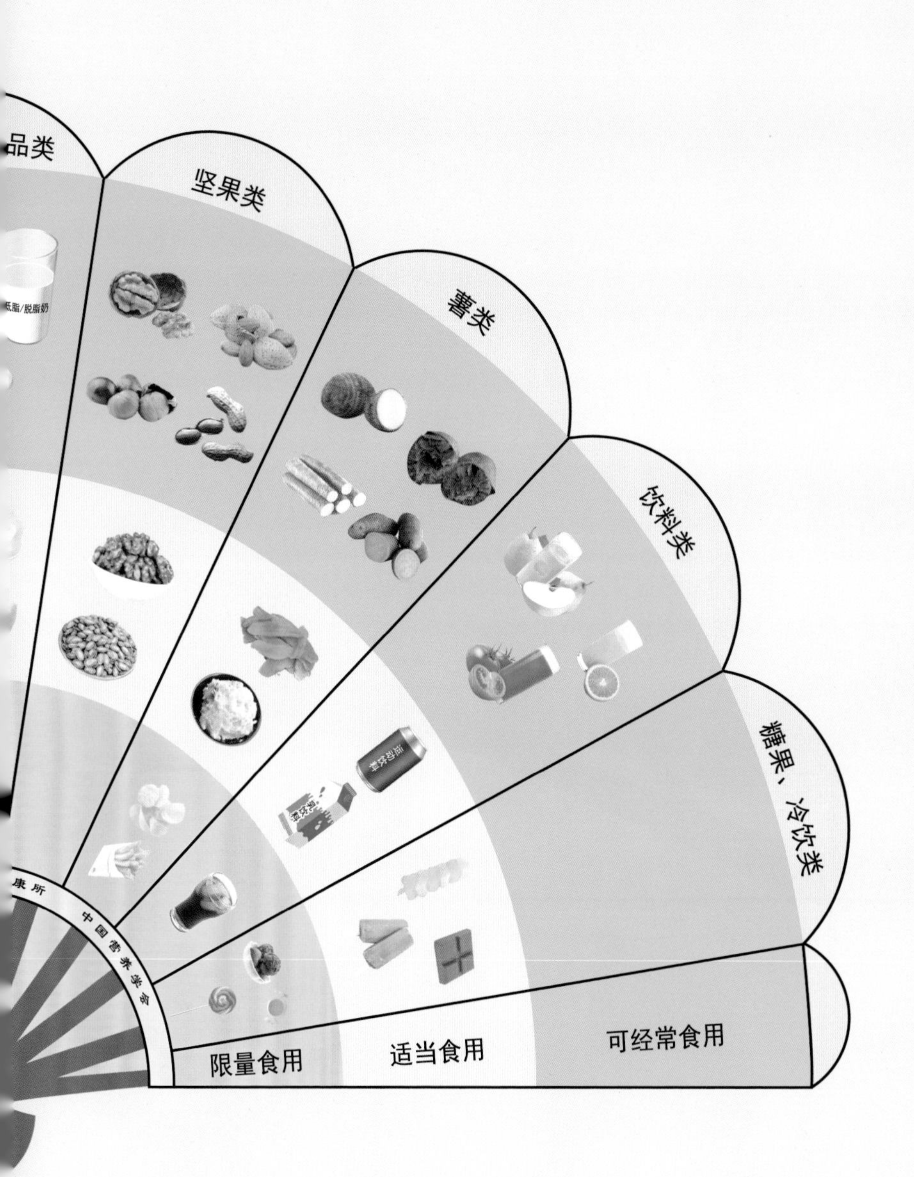
品类
坚果类
薯类
饮料类
糖果、冷饮类
低脂/脱脂奶
运动饮料
康所
中国营养学会
限量食用
适当食用
可经常食用

5 零食应新鲜、多样、易消化、营养卫生

为了满足学龄前儿童全面的营养需要，最好选择多种多样的天然新鲜食物作为零食，同时考虑学龄前儿童的生理特点，注意易消化和营养卫生。

新鲜的食物含有其固有的营养成分，如新鲜的橘子、苹果、黄瓜、樱桃番茄等，含有丰富的维生素、矿物质和膳食纤维。水果加工制品，如果汁、果脯或果干等，在加工过程中提高了含糖量，且损失了较多的维生素C、膳食纤维等营养成分，降低了原有的营养价值，应少吃。

学龄前儿童接触的食物种类越多，日后越不易偏食或挑食。家长在为孩子选择零食时，应注意品种多样，让孩子有更多的食物尝试和体验。

由于学龄前儿童胃肠道还未发育完全，消化能力弱，家长应为其选择易于消化的零食，不选肉脯、肉干等不易消化的零食。

家长应在正规的商店为孩子购买正规厂家生产的零食，食用前查看食品是否过期，同时观察其感官和卫生状况，确保食用安全。

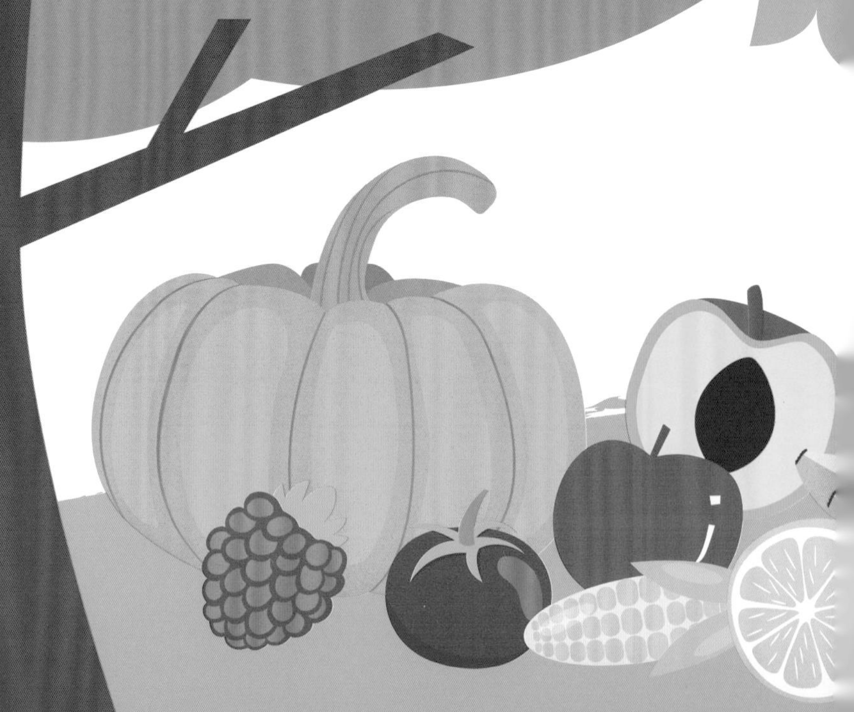

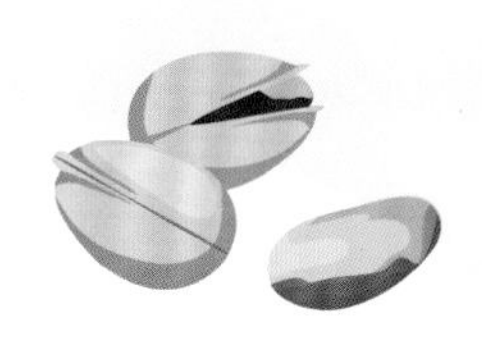

6 安静进食，谨防呛堵

学龄前儿童活泼好动，注意力易受环境影响，加之吞咽功能不完善，进食时容易出现食物进入气管造成窒息的现象。因此，学龄前儿童应在家长或幼儿园老师的看护下安静进食，不要边玩边吃，避免其他事物干扰。孩子跑跳或哭闹时禁止给予零食，以免食物呛入气管造成窒息。

选择零食时要注意食物的性状，对于大小、硬度和形状等容易引起孩子呛堵的零食，要特别注意食用方式，如不吸食果冻，不以抛接的方式进食坚果和爆米花等。

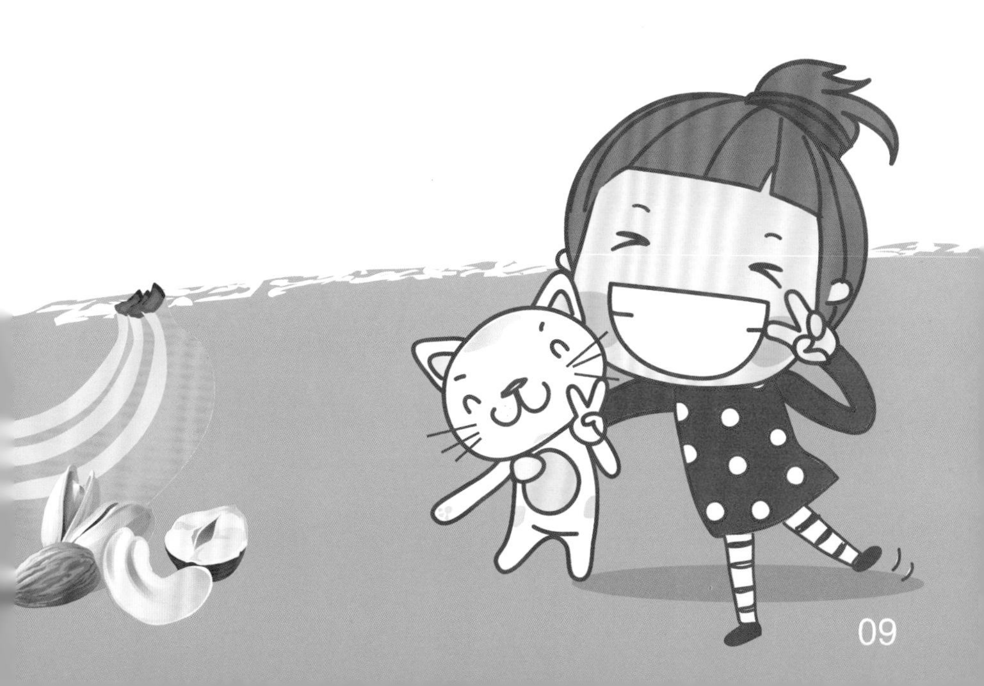

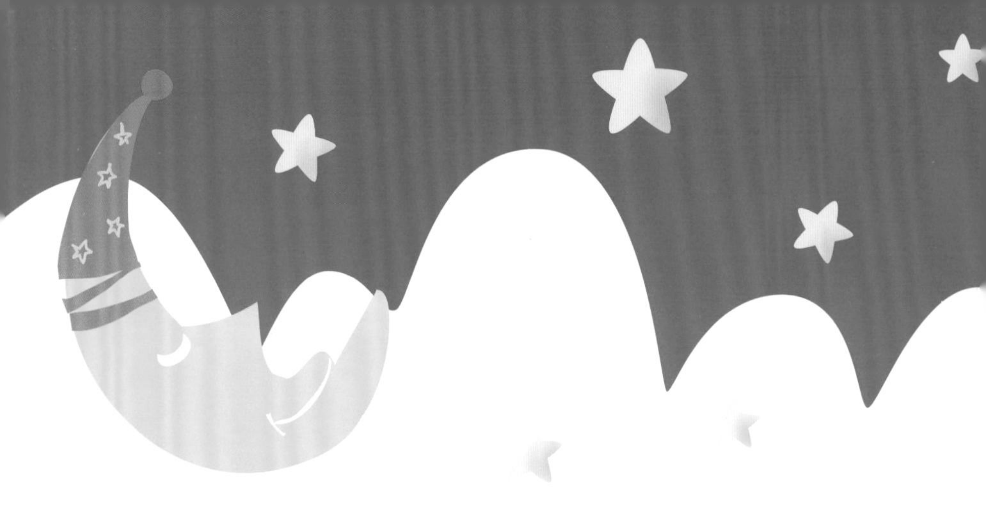

7 保持口腔清洁，睡前不吃零食

口腔卫生习惯应该从学龄前儿童时期就开始培养，不仅要让学龄前儿童养成早晚刷牙的习惯，还要养成吃完食物后漱口的习惯。

淀粉含量高的零食容易在牙齿上和口腔里遗留残渣，如果不及时清理，在细菌的作用下，它们在发酵后会形成牙菌斑，严重时导致龋齿。

一些家长在哄孩子睡觉时，常常给予孩子零食，这样不仅不利于孩子的口腔清洁，而且胃肠道在进食后一段时间内处于消化和吸收的活动状态，也不利于孩子睡眠。

为了保持口腔清洁和牙齿健康，从小就应养成吃完零食及时漱口或刷牙的好习惯，避免病从口入，预防龋齿。睡觉前1小时内不吃零食。

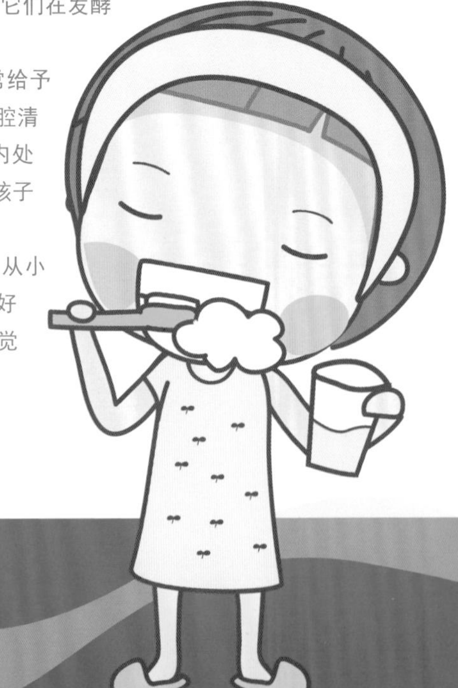

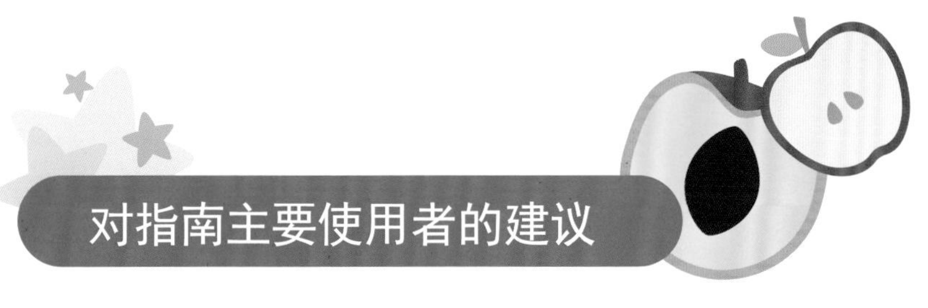

对指南主要使用者的建议

本指南旨在促进①学龄前儿童的家长及其他监护人，②幼儿园老师、食堂工作人员及相关管理人员，③教育、卫生部门管理人员，④营养、食品和农业专业技术人员，⑤食品生产企业等紧密合作，营造良好食物环境，引导学龄前儿童合理消费零食。

（一）学龄前儿童的家长及其他监护人

1. 正确认识零食的作用，督促学龄前儿童吃好三餐和加餐，吃少量零食。
2. 了解食物的营养特点，帮助和引导孩子从不同食物中选择健康零食。
3. 零食与正餐的时间间隔以1.5～2小时为宜。
4. 不将零食作为鼓励或奖励的手段。

（二）幼儿园老师、食堂工作人员及管理人员

1. 掌握和宣传《中国儿童青少年零食指南（2018）》。
2. 与家长共同努力，促进学龄前儿童形成良好的零食习惯。
3. 由专人负责零食指南宣教，并负责提供和管理学龄前儿童课间食物。
4. 提供安全、方便、易得的饮用水。
5. 建议配备营养师管理幼儿园的配餐和零食。

（三）教育、卫生部门管理人员

1. 掌握并组织宣传《中国儿童青少年零食指南（2018）》。
2. 将零食指南纳入幼儿园的健康教育计划。

（四）营养、食品和农业专业技术人员

1. 宣传《中国儿童青少年零食指南（2018）》。
2. 指导学龄前儿童合理选择和消费零食。
3. 及时修订和完善食品相关的国家标准及行业标准，促进食品符合营养学要求。

（五）食品生产企业

1. 开发和生产有益健康的食品，逐渐减少加工食品中盐、添加糖和脂肪的含量。
2. 小份包装。
3. 营养标签在包装正面，醒目易读。

富含主要营养素的零食举例

富含维生素A的零食

零食种类	举例
水果类	芒果、柑橘、金桔、木瓜、哈密瓜、西瓜、杏、枇杷
蔬菜类	胡萝卜、番茄、樱桃番茄、南瓜、彩椒
奶及奶制品类	鲜牛奶、纯酸奶、奶酪
蛋类	鸡蛋、鸭蛋、鹌鹑蛋
薯类	红心甘薯

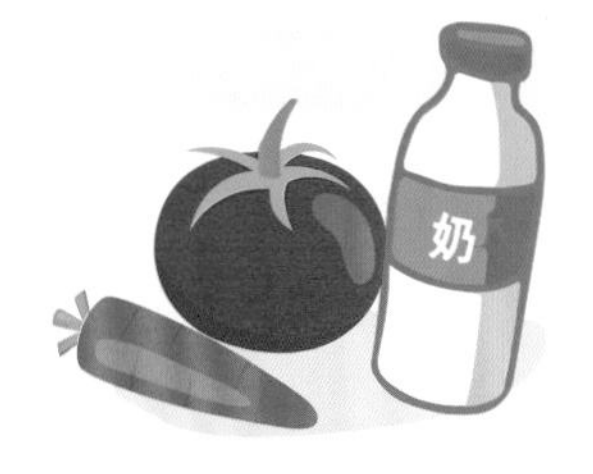

富含维生素E的零食

零食种类	举例
坚果类	核桃、榛子、松子仁、杏仁、花生仁
豆及豆制品类	黄豆浆、黑豆浆

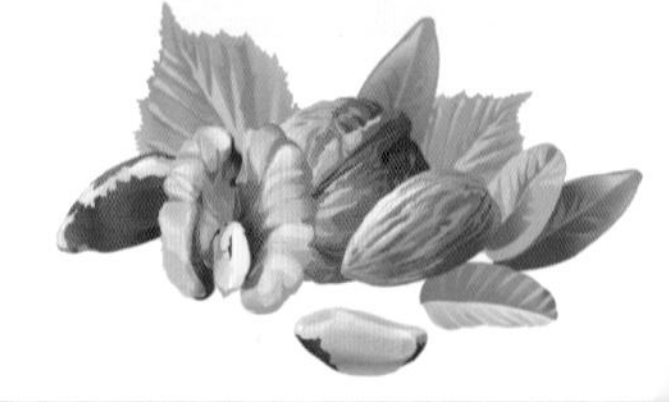

富含维生素C的零食

零食种类	举例
水果类	樱桃、石榴、柑橘、柠檬、草莓、猕猴桃、大枣、沙棘
蔬菜类	番茄

富含钙的零食

零食种类	举例
奶及奶制品类	鲜牛奶、纯酸奶、调味酸奶、果味酸奶、奶酪、奶片
蛋类	蛋黄
豆及豆制品类	非油炸的黑豆、青豆、蚕豆、豆浆、豆腐干、豆腐脑
坚果类	核桃、山核桃、松子、花生、杏仁、腰果、榛子、开心果、芝麻、瓜子
柑橘类水果	橙、柑橘、柠檬

富含膳食纤维的零食

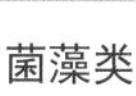

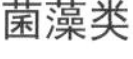

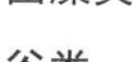

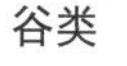

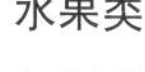

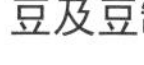

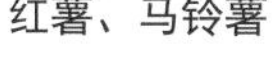

零食种类	举例
菌藻类	海苔
谷类	全谷物、燕麦片、玉米
水果类	枣、葡萄、苹果、猕猴桃、梨
坚果类	核桃、葵花子、杏仁、花生
豆及豆制品类	黄豆、豆腐干
薯类	红薯、马铃薯

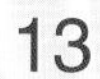

6 富含锌的零食

零食种类	举例
坚果类	核桃、松子、杏仁、腰果、榛子
豆及豆制品类	黄豆、黑豆、豆腐丝
海鲜类	虾、鱿鱼干
奶制品类	奶酪
蛋类	蛋黄

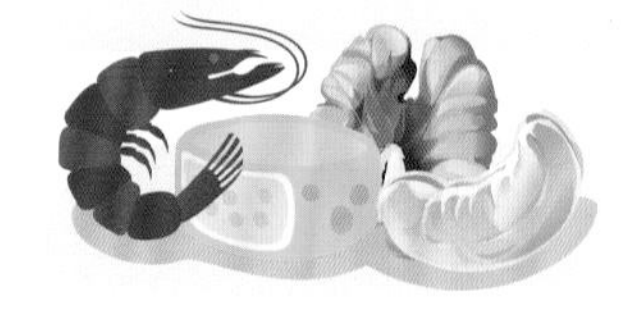

7 富含蛋白质的零食

零食种类	举例
海鲜类	鱿鱼片/丝、烤鱼片、虾米、海米
奶及奶制品类	奶疙瘩、奶酪、奶片、牛奶（鲜）、原味酸奶
肉及肉制品类	牛肉干/粒、牛蹄筋、酱牛肉、扒鸡、猪肉脯、卤鸡翅
豆及豆制品类	豆腐皮、青豆、兰花豆、豆腐干
坚果类	南瓜子（炒）、葵花子（炒）、花生仁（炒）、扁桃仁、腰果
菌藻类	牛肝菌、海苔
蛋类	鸡蛋、鹌鹑蛋

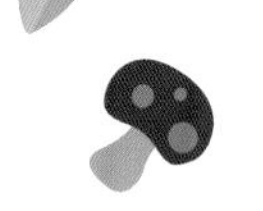

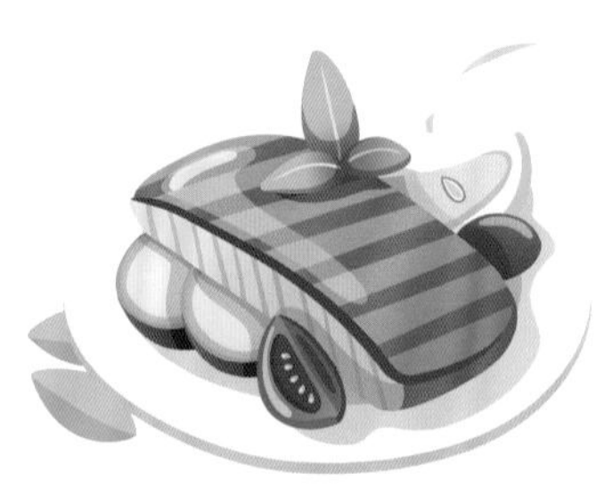

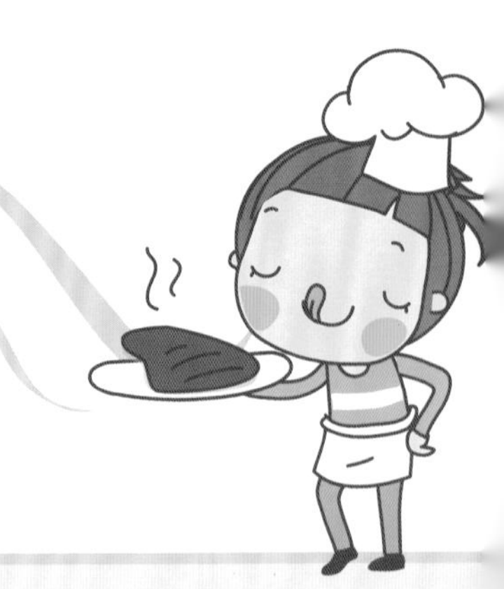

世界卫生组织和联合国粮农组织制定了一系列国际食品标准，并在2013年对《营养和保健宣称使用准则》进行了进一步修订，该标准针对低脂肪食品的界值做出了明确规定，即每百克固体食物或每百毫升液体食物中总脂肪含量≤3.0g或1.5g，或者每百克固体食物或每百毫升液体食物中饱和脂肪含量≤1.5g或0.75g，饱和脂肪供能比≤10%即为低脂肪食物。

成分	宣称	条件（不高于）
能量	低	40kcal(170kJ)/100g（固体） 或20kcal(80kJ)/100ml(液体)
	无	4kcal/100ml（液体）
脂肪	低	3g/100g（固体）或1.5g/100ml(液体)
	无	0.5g/100g（固体）或100ml(液体)
饱和脂肪*	低	1.5g/100g（固体）或0.75g/100ml(液体) 且饱和脂肪所占能量≤10%
	无	0.1g/100g（固体）或0.1g/100ml(液体)

* 脂肪酸宣称中应包含反式脂肪酸（如果有的话）

图书在版编目(CIP)数据

中国儿童青少年零食指南. 2018:全三册 / 中国疾病预防控制中心营养与健康所,中国营养学会编著. —北京:人民卫生出版社,2018
ISBN 978-7-117-27460-9

Ⅰ. ①中… Ⅱ. ①中… ②中… Ⅲ. ①小食品-食品营养-中国-2018-指南 Ⅳ. ①R151.3-62

中国版本图书馆CIP数据核字(2018)第261039号

中国儿童青少年零食指南2018(2~5岁版)

编　　著:中国疾病预防控制中心营养与健康所
　　　　　中国营养学会
出版发行:人民卫生出版社(中继线 010-59780011)
地　　址:北京市朝阳区潘家园南里 19 号
邮　　编:100021
E - mail:pmph @ pmph.com
购书热线:010-59787592　010-59787584　010-65264830
印　　刷:北京顶佳世纪印刷有限公司
经　　销:新华书店
开　　本:889 × 1194　1/32　　总印张:1.875
总 字 数:73 千字
版　　次:2018 年 12 月第 1 版　2022 年 12 月第 1 版第 5 次印刷
标准书号:ISBN 978-7-117-27460-9
定价(全三册):30.00 元
打击盗版举报电话:010-59787491　E-mail:WQ @ pmph.com
(凡属印装质量问题请与本社市场营销中心联系退换)

55检

Guidelines on Snacks for Chinese Children and Adolescents 2018

中国儿童青少年零食指南 2018

2018 6~12岁版

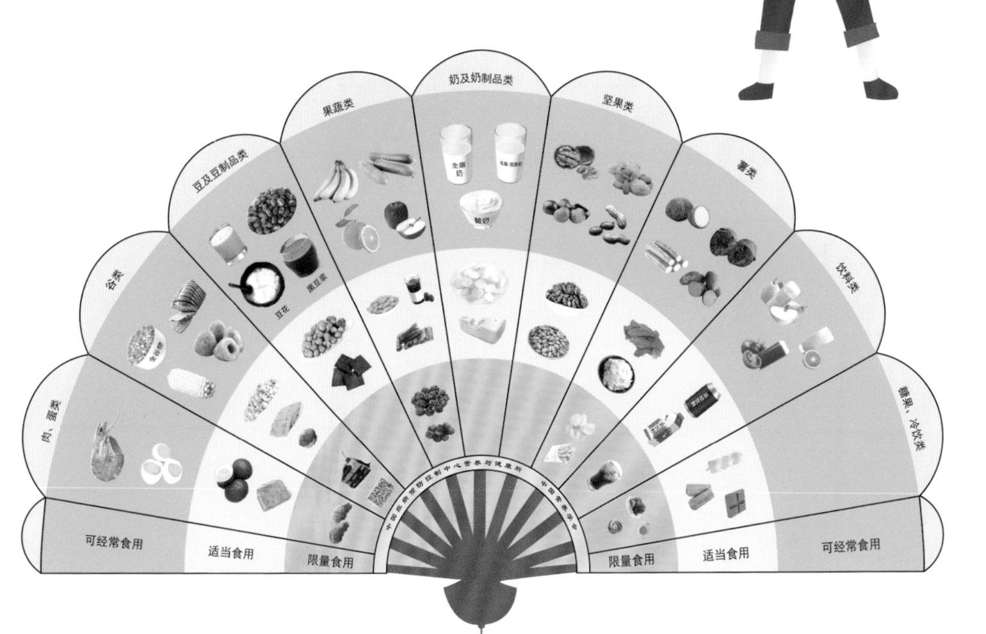

中国疾病预防控制中心营养与健康所
中国营养学会
编著

人民卫生出版社

编写组成员（按姓氏拼音排序）

杜文雯　黄绯绯　贾小芳　姜红如　李　丽　李英华
马玉霞　欧阳一非　苏　畅　汪　云　王惠君　王志宏
张　兵　张　伋　张继国　张俊黎　章荣华　张书芳

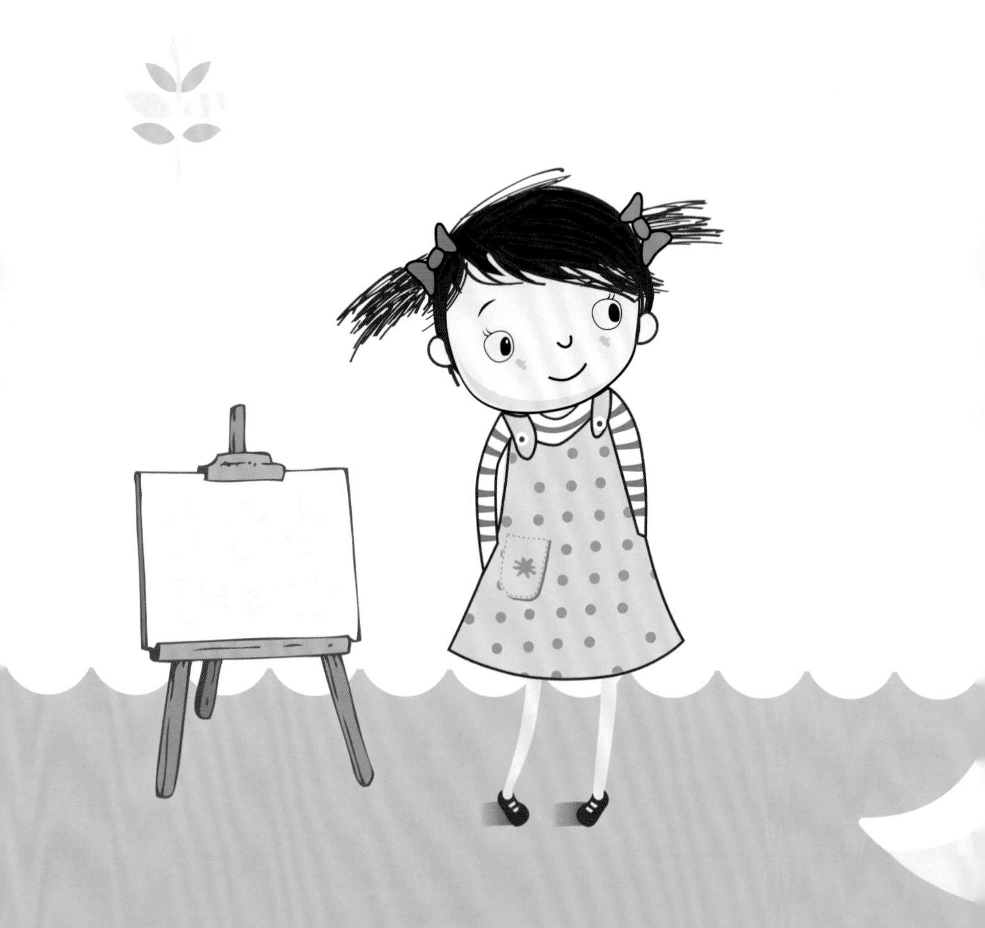

2018

前言

近年来，我国儿童青少年的膳食营养状况有了较大改善，但仍存在零食消费过多、缺乏科学指导等问题。儿童青少年正处于生长发育的关键时期，也是养成良好饮食习惯的重要阶段。因此，引导儿童青少年树立正确的饮食观和健康观，减少或纠正不良的零食消费行为，将有利于儿童青少年从小建立平衡膳食、合理营养的理念，形成良好的饮食习惯，促进其健康成长，使其终生受益。

《中国儿童青少年零食指南（2018）》是在《中国儿童青少年零食消费指南（2008）》的基础上，针对我国儿童青少年零食消费特点，经过大量调研、专家研讨、广泛征求意见，并参考国际上的最新研究进展编制而成。

本指南共三册，分别适用于2～5岁学龄前儿童、6～12岁学龄儿童及13～17岁青少年。本册指南适用于6～12岁学龄儿童（小学阶段），强调食物摄入要以正餐为主，零食不可以代替正餐。如果有吃零食的需要，以本指南作为零食消费的指导。

本指南中，零食是指非正餐时间食用的各种少量食物和饮料。

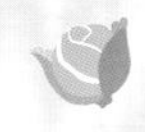

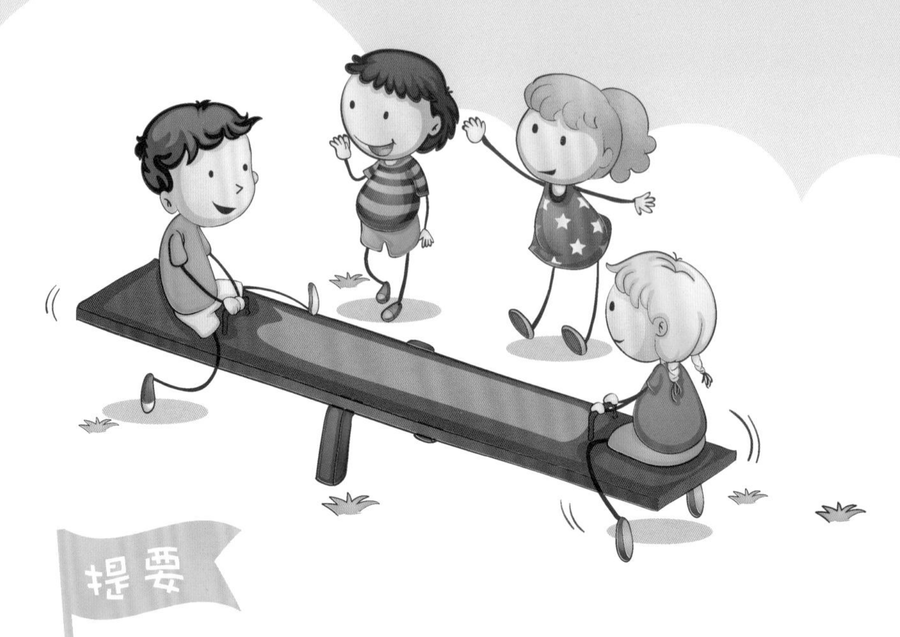

提要

6～12岁学龄儿童体格与智力发育快速，运动能力、自主性、独立性增强，可接受和理解食物与健康的相关知识。学龄儿童期是良好饮食行为和生活方式形成的关键时期，儿童的饮食模式逐渐从学龄前期的三顿正餐、两次加餐向相对固定的一日三餐过渡，正餐食物摄入量有所增加。但由于饮食间隔时间较长，容易产生饥饿感，且由于学龄前饮食习惯的延续，容易产生零食消费需求。家长和老师应帮助这一年龄段儿童学习营养知识，了解零食特点，挑选健康零食，养成良好的饮食习惯。

核心推荐

1. 正餐为主，早餐合理，零食少量
2. 课间适量加餐，优选水果、奶类和坚果
3. 少吃高盐、高糖、高脂肪零食
4. 不喝或少喝含糖饮料
5. 零食新鲜、营养卫生
6. 保持口腔清洁，睡前不吃零食

条目解读

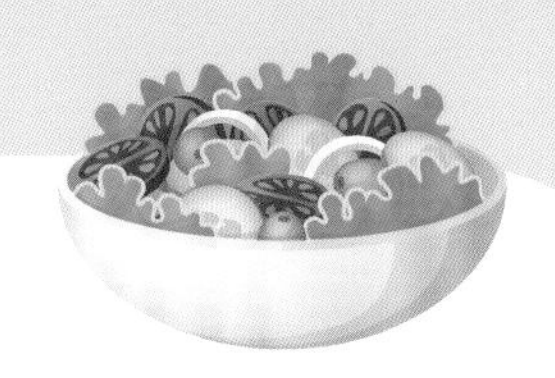

1 正餐为主，早餐合理，零食少量

6～12岁的儿童处于体格与智力发育的关键时期，这一阶段也是形成良好饮食习惯的重要阶段。儿童有强烈的求知欲，喜欢学习新知识，接受新事物。在进入小学后，容易受同学的影响，产生从众的食物喜好。为此，家长和老师应该注重言传身教，培养学龄儿童科学合理的三餐饮食习惯，少吃零食。

早、中、晚三餐是规律饮食的重要组成，对于学龄儿童非常重要。从小养成科学的饮食规律将受益终生。为此，家长和学校老师应根据学生的生理特点和营养需求准备好三餐，食物应既多样又营养；同时，培养孩子正确的饮食观，吃好三顿正餐。

上午是学龄儿童学习的宝贵时段，但在上午的后半段，一些儿童经常出现饥饿感，导致注意力不集中，学习效率下降等现象。其主要原因与早餐吃的过少、过于单一或不吃早餐有关。因此，不仅要吃早餐，还要保证早餐的数量和质量。合理的早餐至少应包括谷薯类、肉蛋类、奶豆类和果蔬类中的三类及以上食物，以满足早餐提供能量和蛋白质、维生素、矿物质、膳食纤维等营养素的需要。如果仅吃一些含碳水化合物丰富的米面食物，儿童不但容易饥饿，也影响各种营养素的摄取。早餐应品种多样，数量充足，合理早餐所提供的能量应占全天总能量的25%～30%。

学龄儿童容易饿，喜欢以零食充饥。按照营养原则，要强调以正餐为主，少量摄入零食，零食提供的总能量不要超过每日总能量摄入的10%。建议选择正餐中摄入不足的食物作为零食，如奶及奶制品、水果或坚果。每天吃零食的次数要少，食用量要小。此外，吃零食的时间不要离正餐时间太近，最好间隔1.5～2小时。

2 课间适量加餐，优选水果、奶类和坚果

学龄儿童身体代谢旺盛，为防止过于饥饿影响学习和运动，课间可适量吃一些零食。选择零食时，应重视其营养价值，不要仅按口味和喜好来选。

新鲜水果、奶类和坚果是平衡膳食的重要组成部分。全国营养调查结果显示，我国居民水果、奶类和坚果的摄入量都显著低于推荐量。膳食指南推荐2岁以上健康人群每日摄入水果200～350g，奶类300g，坚果约10g。

新鲜水果含有较多水分，口感多样、美味，富含维生素、矿物质、膳食纤维和植物化学物。另外，水果中果酸、枸橼酸、苹果酸、酒石酸等有机酸含量丰富，能刺激人体消化腺分泌，增进食欲，有利于食物的消化，同时有机酸对维生素C的稳定性有保护作用。

奶类食物富含钙、优质蛋白、B族维生素，作为正餐的有益补充，是学龄儿童零食的最优选择。将新鲜水果和奶类作为零食进行课间加餐，既能产生一定的饱腹感，又能满足学龄儿童对食物营养的全面需求。

坚果富含脂肪、蛋白质、矿物质、维生素E和B族维生素，其中脂肪多由不饱和脂肪酸构成，是人体必需脂肪酸的良好来源。

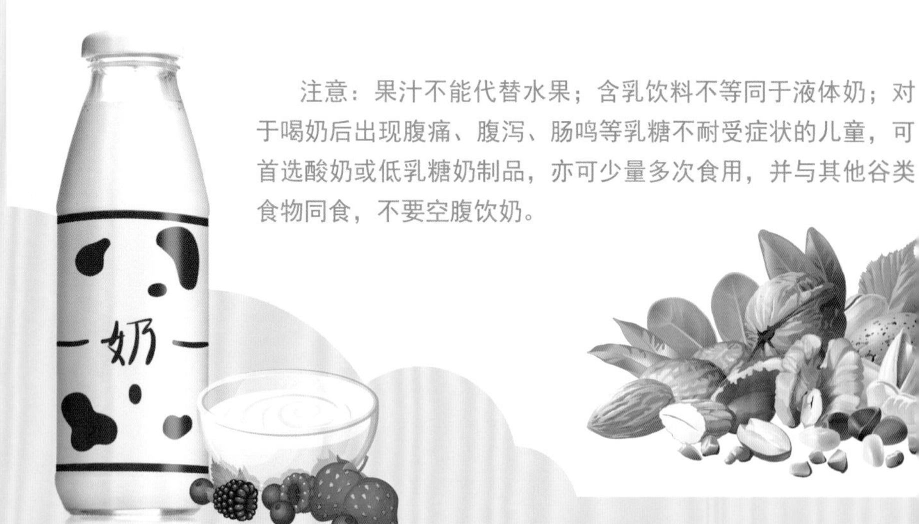

注意：果汁不能代替水果；含乳饮料不等同于液体奶；对于喝奶后出现腹痛、腹泻、肠鸣等乳糖不耐受症状的儿童，可首选酸奶或低乳糖奶制品，亦可少量多次食用，并与其他谷类食物同食，不要空腹饮奶。

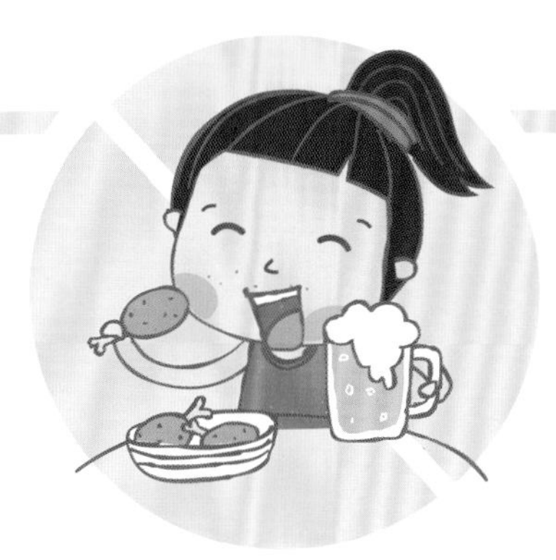

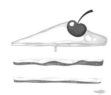

3 少吃高盐、高糖、高脂肪零食

儿童时期形成的食物口味偏好，可以保持到成年期，一旦形成不良饮食偏好，将来很难纠正。目前，在高盐、高糖、高脂肪的食物环境和家庭饮食习惯影响下，学龄儿童极易形成重口味的饮食喜好。儿童长期选择高盐、高糖和高脂肪食物可增加发生肥胖、血脂异常、心脑血管疾病、糖尿病和骨质疏松症等的风险。高糖零食还是引发龋齿的危险因素。

许多作为零食的休闲食品都含有较多的盐和（或）脂肪。由于口感、滋味俱佳，深得孩子喜爱，如果家长不加以引导和限制，孩子会不知不觉摄入过量的盐和（或）脂肪。

糖果和糕点也是学龄儿童喜爱的食物，这些食物含有较多的糖，其他营养成分较少，经常食用容易增加对甜味的喜好，增加肥胖的危险性。

学龄儿童养成清淡口味的饮食习惯，对其成年后的健康至关重要。一方面，家长和老师要教育学龄儿童，在购买零食时学会参考食品包装上的营养标签信息，尽量选择低盐、低脂和低糖零食。另一方面，应该培养学龄儿童养成少吃或不吃高盐、高糖、高脂肪零食的习惯。

根据《预包装食品营养标签通则（GB 28050—2011）》规定，含钠≤120mg /100g（固体）或100ml（液体）为低钠食品。含糖≤5g /100g（固体）或100ml（液体）为低糖食品。含脂肪≤3g/100g（固体）或≤1.5g/100ml（液体）为低脂食品。

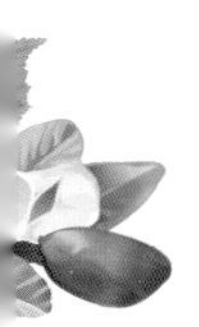

4 不喝或少喝含糖饮料

水是人体细胞和体液的重要组成部分，参与人体新陈代谢的全过程，对调节体温、维持血容量等起着重要的作用。对于处于生长发育期的学龄儿童，足量饮水尤为重要。然而，越来越多的调查显示，学龄儿童对含糖饮料的摄入正呈快速增长趋势，许多学生已经不再喝没有滋味的白开水，只喝含糖饮料。过多饮用含糖饮料容易引起儿童偏食挑食、能量摄入过多，增加龋齿、肥胖、高血压、脂肪肝和糖尿病的发病风险。

含糖饮料指在制作过程中人为添加糖的饮料，包括碳酸饮料、果蔬汁饮料、运动饮料、茶饮料、含乳饮料、植物蛋白饮料和咖啡饮料等，多数饮料含糖量在8%～11%之间，是学龄儿童摄入添加糖的主要来源。家长要鼓励学龄儿童多喝白开水，不喝含糖饮料，不将含糖饮料作为奖励的手段。如需喝饮料，尽量选择低糖或无糖饮料，并选择小包装以控制摄入量。家长还要以身作则，帮助学龄儿童养成良好的饮水习惯。

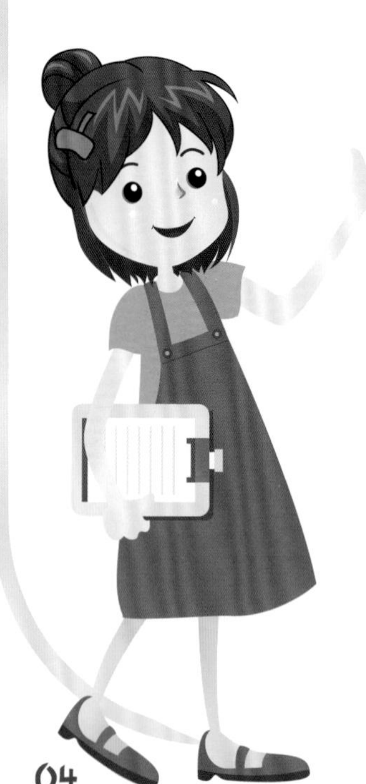

按一听饮料355ml算，多数饮料含糖量可高达38g。根据我国《预包装食品营养标签通则（GB 28050—2011）》规定，低糖饮料的含糖量≤5g/100ml，无糖饮料的含糖量≤0.5g/100ml。

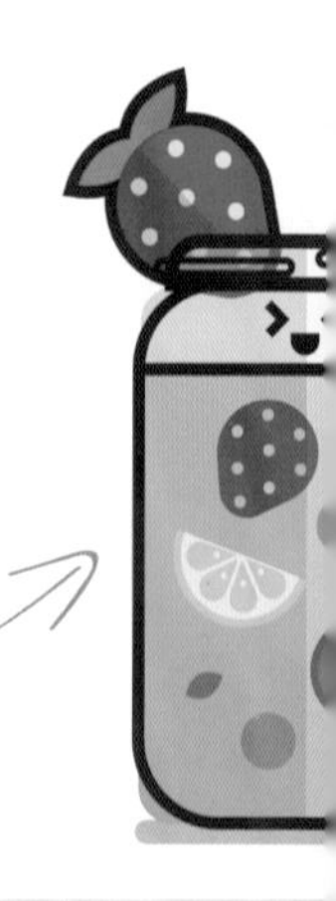

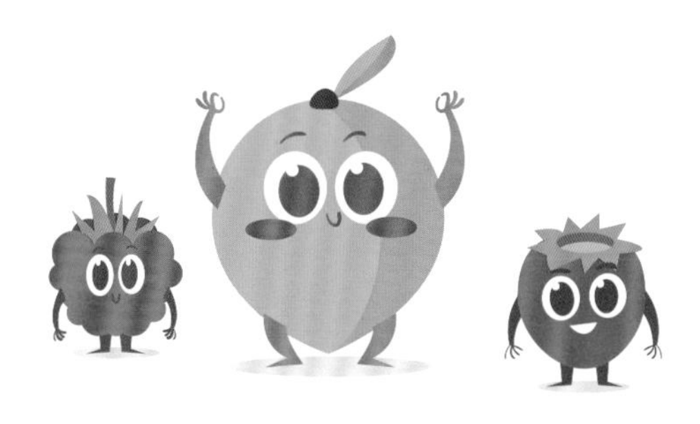

不喝含酒精、含咖啡因饮料

学龄儿童的生长发育还未成熟，特别是内脏器官和生理功能还不完善，肝、肾对酒精（乙醇）和咖啡因等物质的代谢解毒能力不足，留存于体内的酒精和咖啡因对神经系统和其他器官有一定的毒性，影响健康成长。

喝含酒精饮料不仅会对学龄儿童的心、脑、肺、肾等器官造成一定程度的损害，还会兴奋神经系统，引起学龄儿童行为异常，甚至引发犯罪行为。家长和老师应该教育学龄儿童认识酒精的危害，不喝含酒精饮料。

对于神经系统发育还不完全的学龄儿童来说，咖啡、茶等饮料含有的咖啡因成分可破坏中枢神经系统兴奋与抑制之间调节的平衡，干扰儿童的记忆，对儿童大脑发育和功能产生负面影响。因此12岁及以下儿童禁止摄取咖啡因，不喝浓茶、咖啡等含咖啡因的饮料。

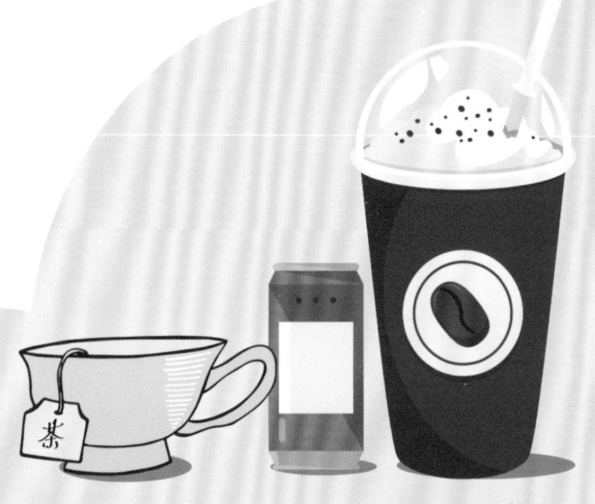

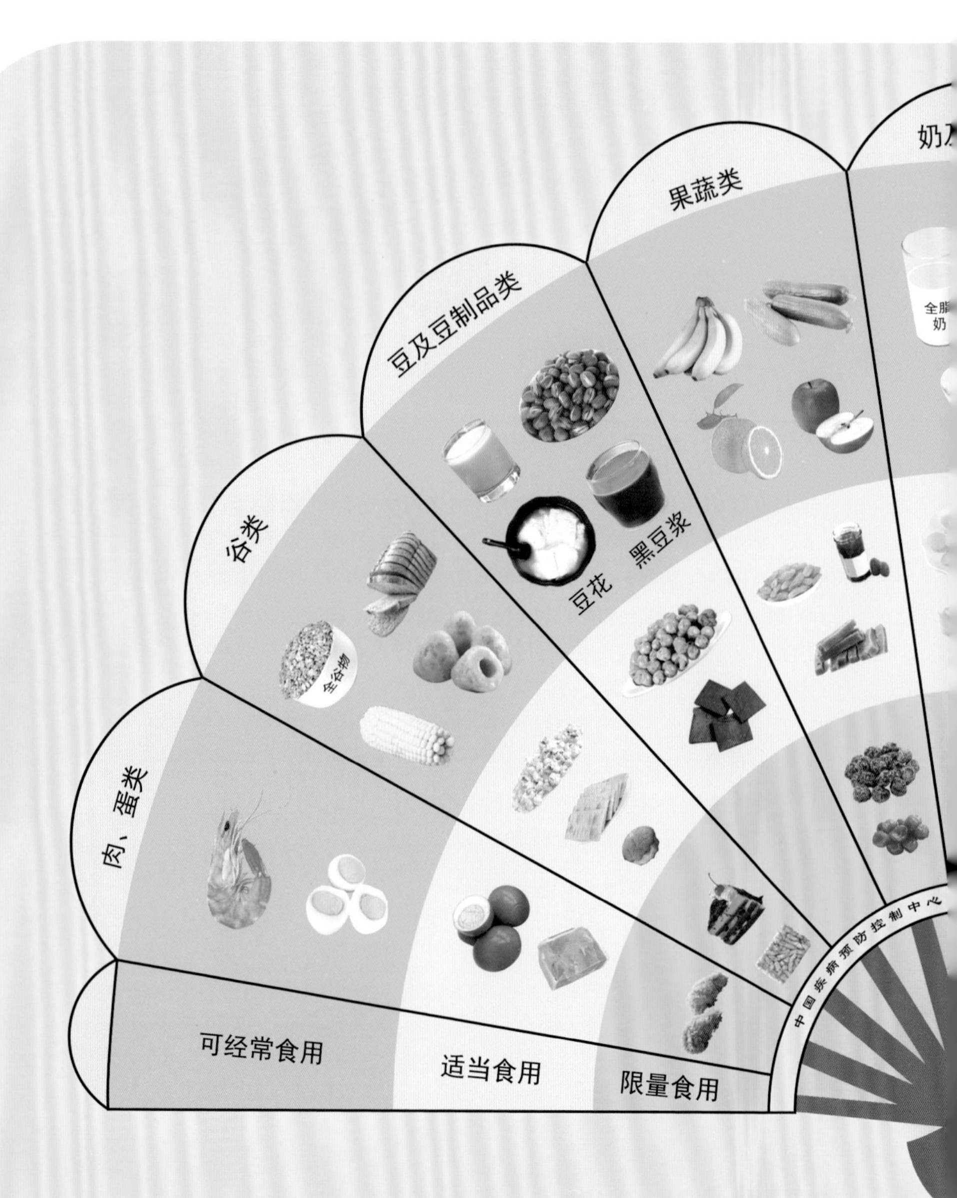
奶
果蔬类
豆及豆制品类
谷类
肉、蛋类
全脂奶
全谷物
豆花
黑豆浆
可经常食用
适当食用
限量食用
中国疾病预防控制中心

中国儿童青少年零食指南2018

零食扇面图

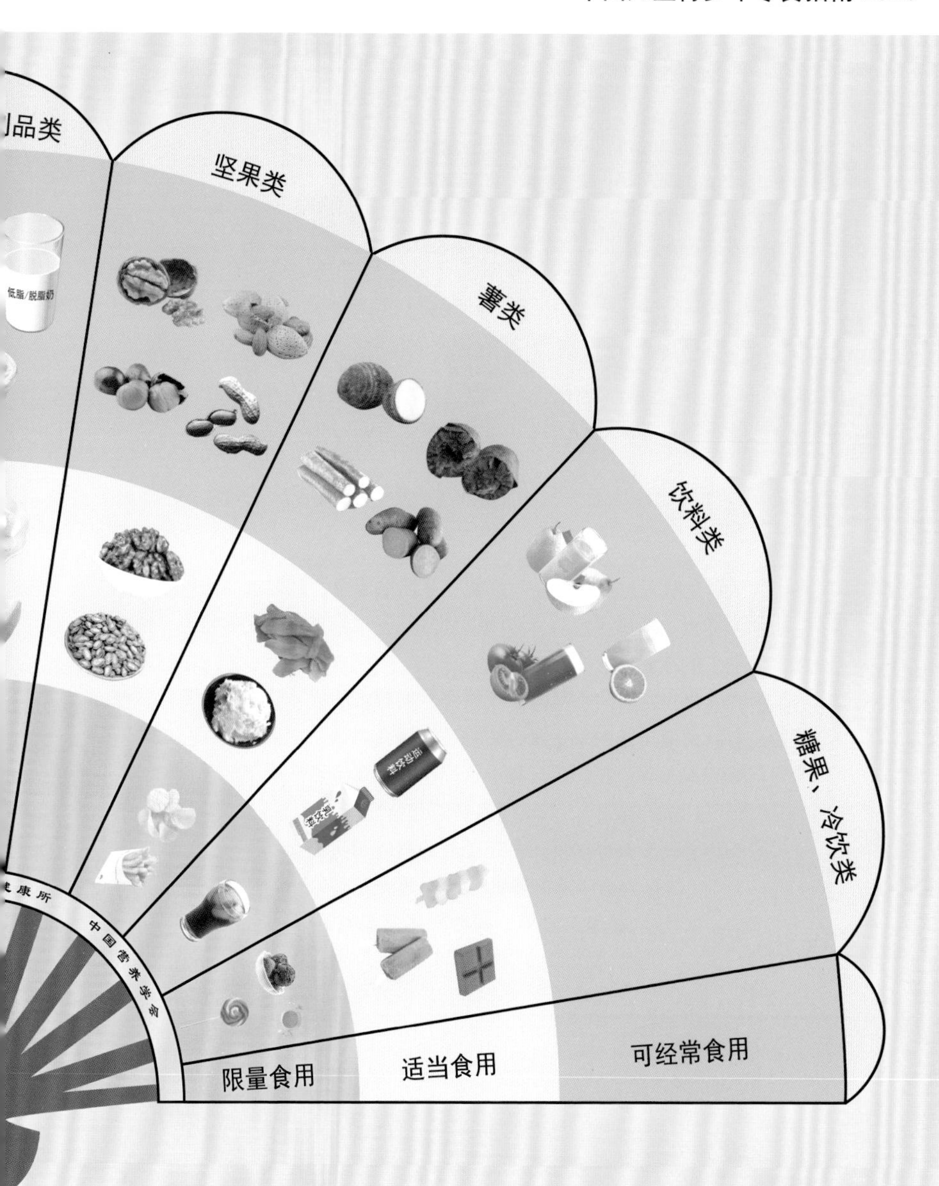

品类
低脂/脱脂奶
坚果类
薯类
饮料类
糖果、冷饮类
运动饮料
限量食用
适当食用
可经常食用
康所
中国营养学会

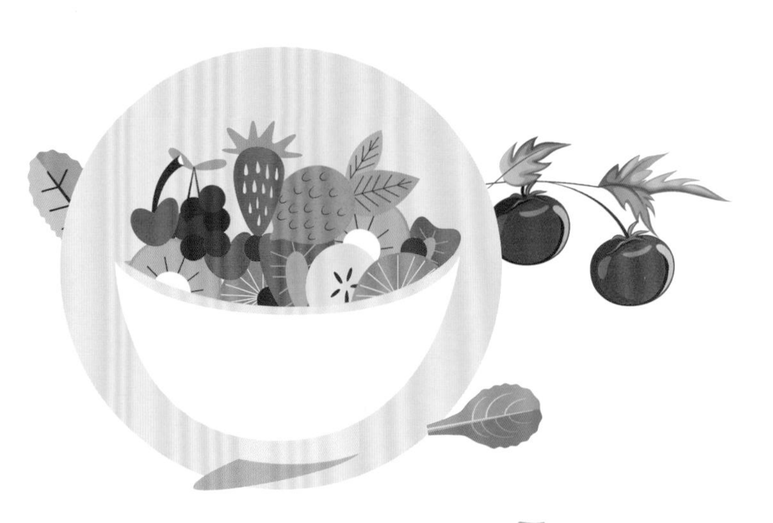

5 零食新鲜、营养卫生

为了避免摄入过多的高盐、高糖、高脂肪零食，最好选择天然新鲜的食物作为零食。选择零食时，应阅读营养标签了解零食的营养特点，选择营养和卫生的零食。

新鲜的食物含有其固有的营养成分，如新鲜的橘子、苹果、黄瓜、樱桃番茄等，含有丰富的维生素、矿物质和膳食纤维。水果加工制品，如果汁、果脯或果干等，在加工过程中提高了含糖量，且损失了较多的维生素C、膳食纤维等营养成分，降低了原有的营养价值。

家长和老师应教育学龄儿童在正规的商店购买正规厂家生产的零食，选择营养丰富的零食，而不是能量高的零食；食用前查看食品是否过期，同时观察其感官和卫生状况，确保食用安全；不买三无零食，不吃街头零食，避免因食用不卫生的食物引起中毒及胃肠道疾病。

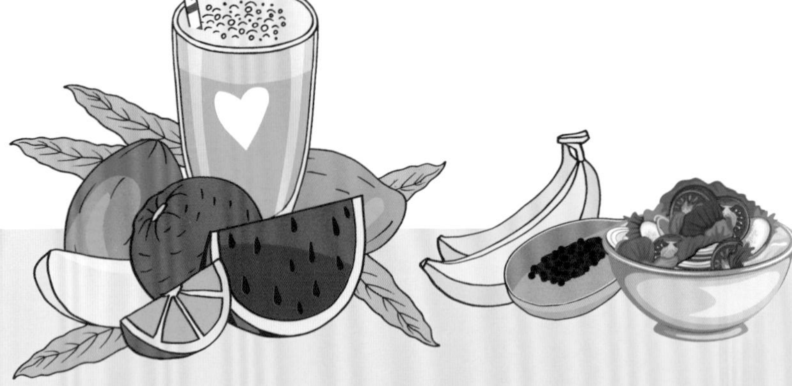

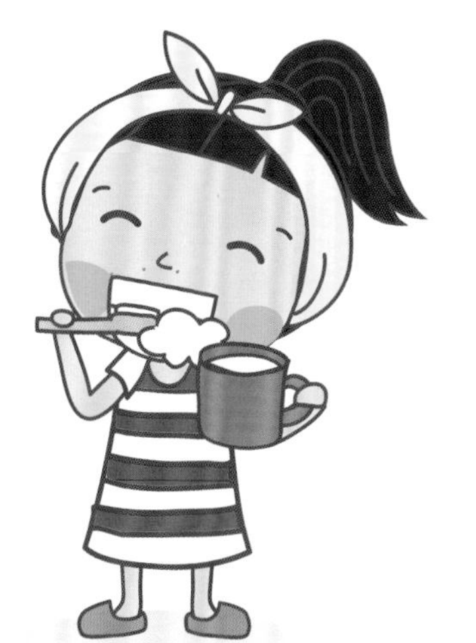

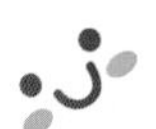

6 保持口腔清洁，睡前不吃零食

学龄儿童不仅要学习科学文化知识，也要学习卫生健康知识，养成早晚刷牙和吃食物后漱口的卫生习惯。

淀粉含量高的零食容易在牙齿上和口腔里遗留残渣，如果不及时清理，在细菌的作用下，它们在发酵后会形成牙菌斑，严重时导致龋齿。

一些学龄儿童常常在睡前吃零食，这样不仅不利于口腔清洁，而且增加胃肠道消化吸收的负担，不利于睡眠。

为了保持口腔清洁和牙齿健康，学龄儿童应努力养成吃完零食及时漱口或刷牙的好习惯，避免病从口入，预防龋齿。睡觉前1小时内不吃零食。

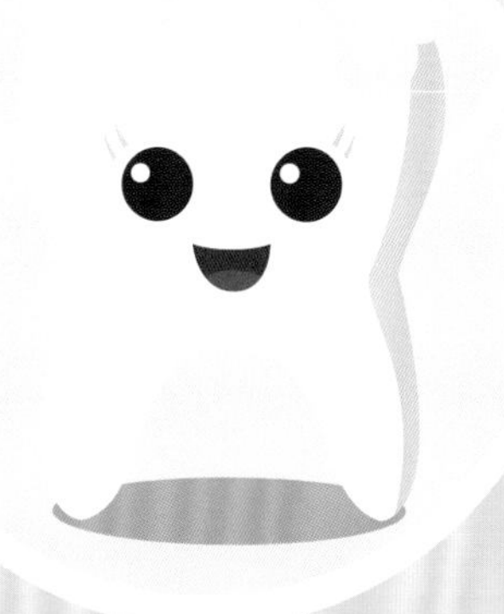

对指南主要使用者的建议

本指南旨在促进①学龄儿童，②学龄儿童的家长及其他监护人，③教育、卫生部门管理人员，④营养、食品和农业专业技术人员，⑤学校老师、食堂工作人员及管理人员，⑥食品生产企业紧密合作，营造良好食物环境，引导学龄儿童合理选择和消费零食。

（一）学龄儿童

1. 知晓并践行《中国儿童青少年零食指南（2018）》。
2. 合理选择零食、食用节制。
3. 零食不能代替正餐。

（二）学龄儿童的家长及其他监护人

1. 正确认识零食的作用，督促学龄儿童吃好三餐，吃少量零食。
2. 了解食物的营养特点，帮助和引导孩子从不同食物中选择适量健康零食。
3. 零食与正餐的时间间隔以1.5～2小时为宜，每天食用零食次数不超过3次。
4. 不将零食作为鼓励或奖励的手段。

（三）教育、卫生部门管理人员

1. 掌握并组织宣传《中国儿童青少年零食指南（2018）》。
2. 将零食指南纳入小学的健康教育计划。

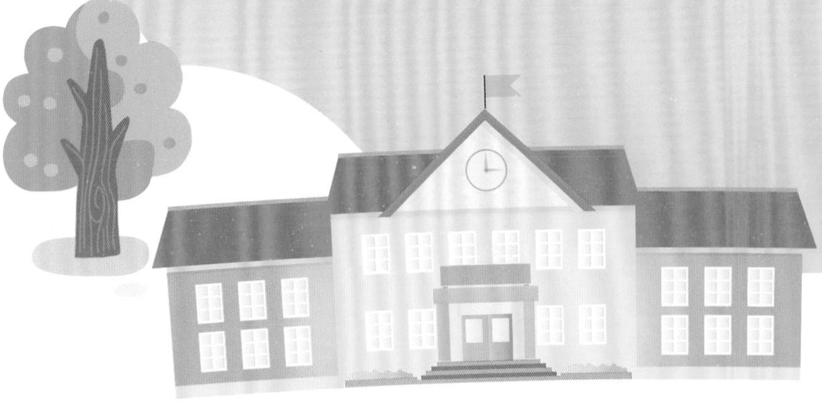

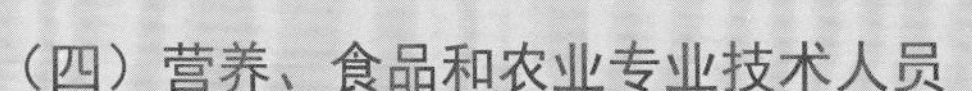

（四）营养、食品和农业专业技术人员

1. 宣传《中国儿童青少年零食指南（2018）》。
2. 指导学龄儿童合理选择和消费零食。
3. 及时修订和完善食品的国家标准及行业标准，促进食品符合营养学要求。

（五）学校老师、食堂工作人员及管理人员

1. 掌握和宣传《中国儿童青少年零食指南（2018）》。
2. 与家长共同努力，帮助学龄儿童形成良好的零食习惯。
3. 由专人负责零食指南宣教，合理选择和科学指导学生课间零食。
4. 对校内及校园周边食品店进行监督和管理，促使经营者销售健康的零食。
5. 提供安全、方便、易得的饮用水。
6. 建议配备营养师管理学校的配餐和零食。

（六）食品生产企业

1. 开发和生产有益健康的食品，减少产品中盐、添加糖和脂肪的含量。
2. 小份包装。
3. 营养标签在包装正面，醒目易读。

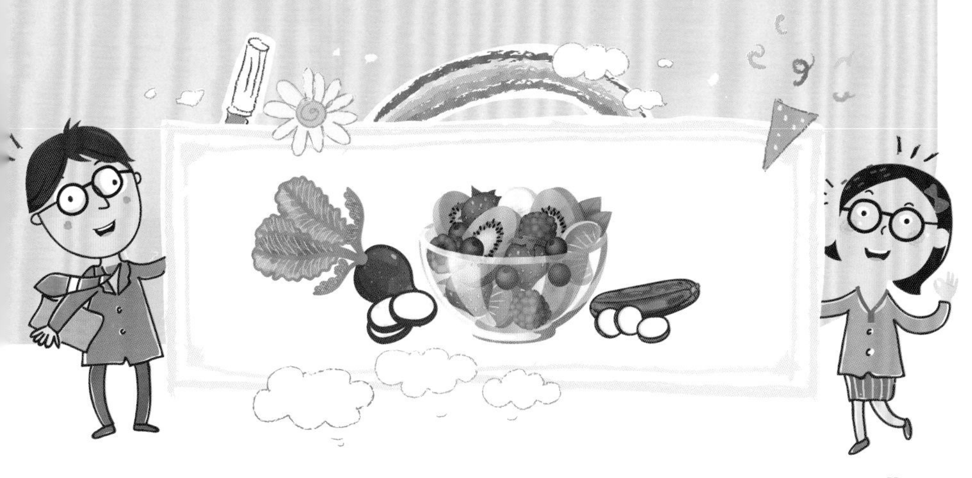

添加的附表

富含主要营养素的零食举例

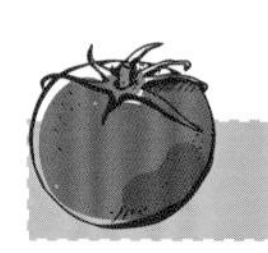

1 富含维生素A的零食

零食种类	举例
水果类	芒果、柑橘、金桔、木瓜、哈密瓜、西瓜、杏、枇杷
蔬菜类	胡萝卜、番茄、樱桃番茄、南瓜
奶及奶制品类	鲜牛奶、纯酸奶、奶酪
蛋类	鸡蛋、鸭蛋、鹌鹑蛋
薯类	红心甘薯

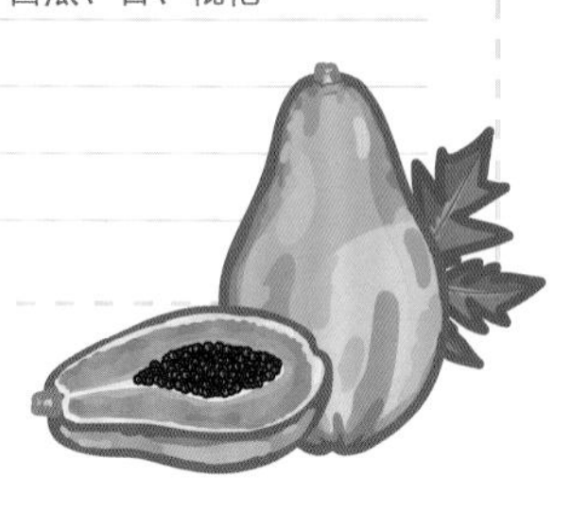

2 富含维生素E的零食

零食种类	举例
坚果类	核桃、榛子、松子仁、杏仁、花生仁
豆及豆制品类	黄豆浆、黑豆浆

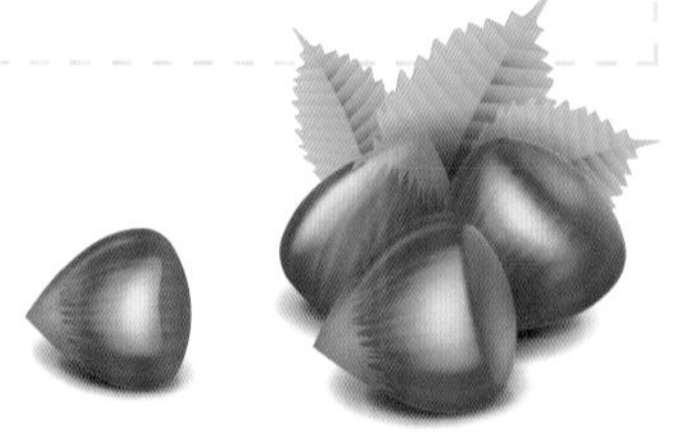

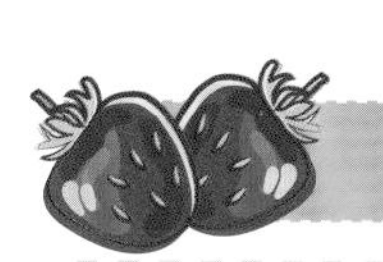

富含维生素C的零食

零食种类	举例
水果类	樱桃、石榴、柑橘、柠檬、草莓、猕猴桃、大枣、沙棘
蔬菜类	番茄

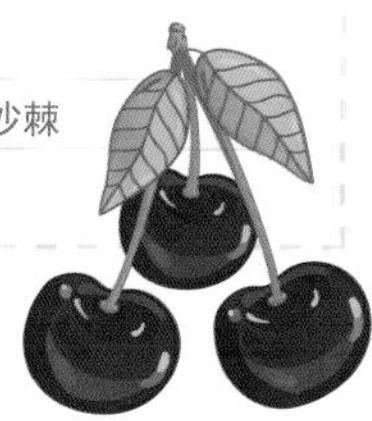

富含钙的零食

零食种类	举例
奶及奶制品类	鲜牛奶、纯酸奶、调味酸奶、果味酸奶、奶酪、奶片
蛋类	蛋黄
豆及豆制品类	非油炸的黑豆、青豆、蚕豆、豆浆、豆腐干、豆腐脑
坚果类	核桃、山核桃、松子、花生、杏仁、腰果、榛子、开心果、芝麻、瓜子
柑橘类水果	橙、柑橘、柠檬

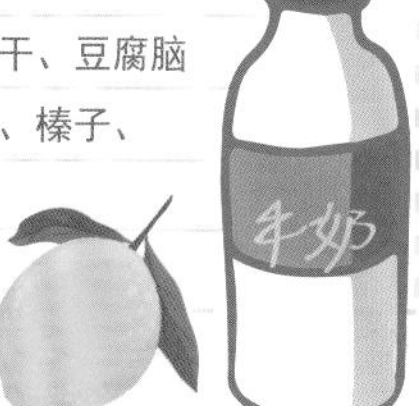

富含膳食纤维的零食

零食种类	举例
菌藻类	海苔
谷类	全谷物、燕麦片、玉米
水果类	枣、葡萄、苹果、猕猴桃、梨
坚果类	核桃、葵花子、杏仁、花生
豆及豆制品类	黄豆、豆腐干
薯类	红薯、马铃薯

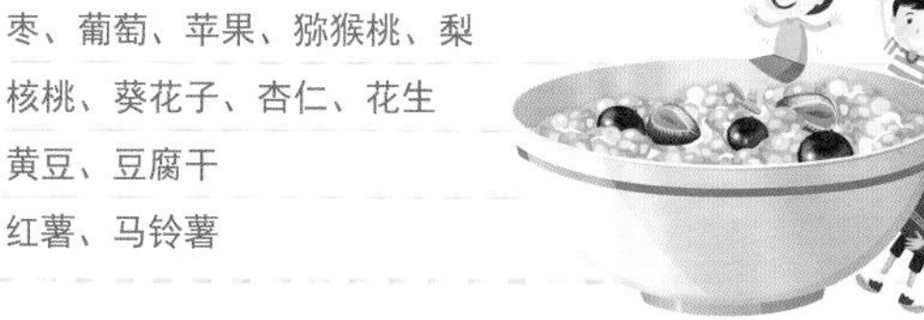

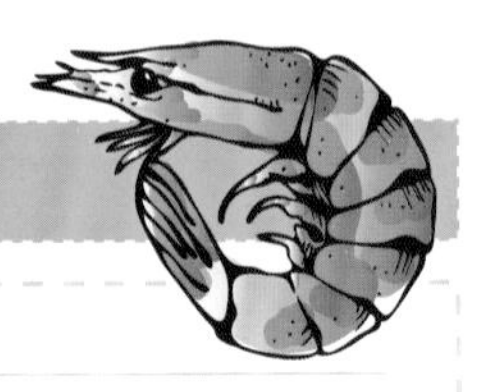

6 富含锌的零食

零食种类	举例
坚果类	松子、腰果、榛子、杏仁、核桃
豆及豆制品类	黑豆、黄豆、豆腐丝
海鲜类	鱿鱼干、虾
奶制品类	奶酪
蛋类	蛋黄

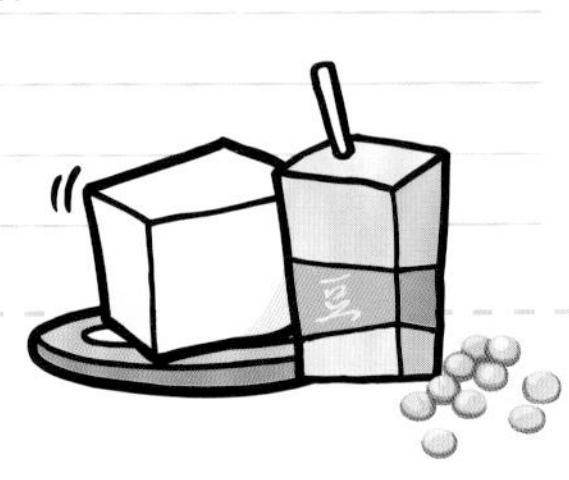

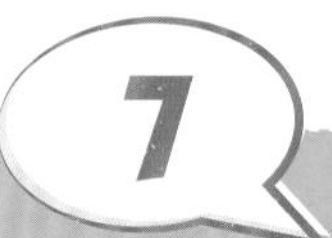

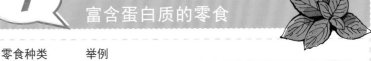

7 富含蛋白质的零食

零食种类	举例
海鲜类	鱿鱼片/丝、烤鱼片、虾米、海米
奶及奶制品类	奶疙瘩、奶酪、奶片、牛奶（鲜）、原味酸奶
肉及肉制品类	牛肉干/粒、牛蹄筋、酱牛肉、扒鸡、猪肉脯、卤鸡翅
豆及豆制品类	豆腐皮、青豆、兰花豆、豆腐干
坚果类	南瓜子（炒）、葵花子（炒）、花生仁（炒）、扁桃仁、腰果
菌藻类	牛肝菌、海苔
蛋类	鸡蛋、鹌鹑蛋

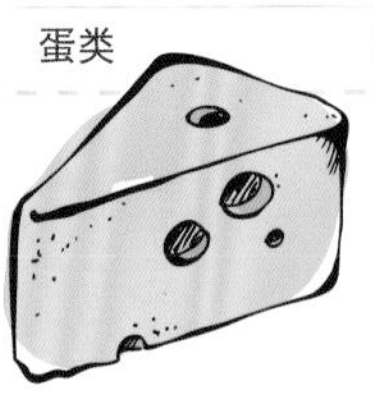

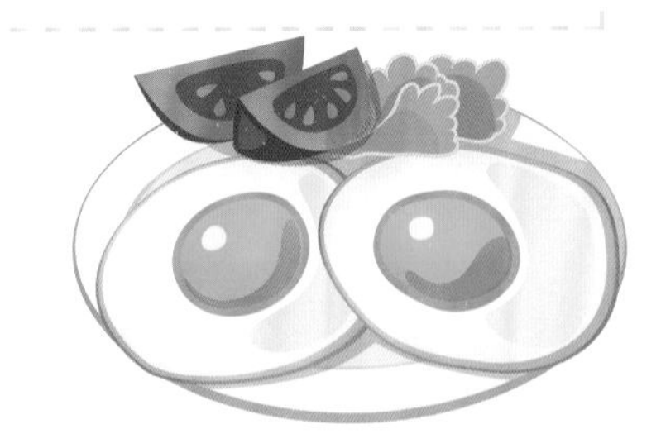

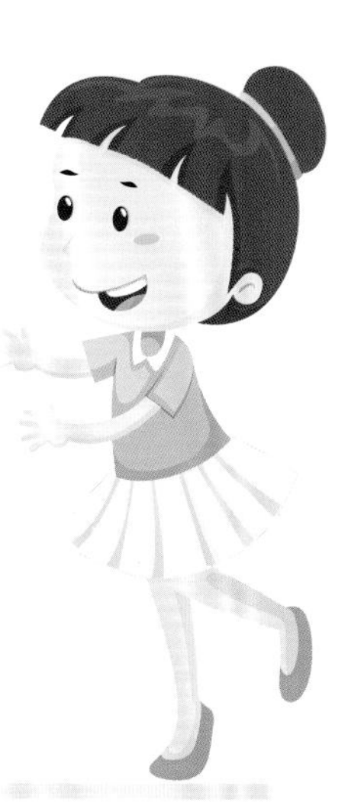

世界卫生组织和联合国粮农组织制定一系列国际食品标准，并在2013年对《营养和保健宣称使用准则》进行了进一步修订，该标准针对低脂肪食品的界值做出了明确规定，即每百克固体食物或每百毫升液体食物中总脂肪含量≤3.0g或1.5g，或者每百克固体食物或每百毫升液体食物中饱和脂肪含量≤1.5g或0.75g，饱和脂肪供能比≤10%即为低脂肪食物。

成分	宣称	条件（不高于）
能量	低	40kcal(170kJ)/100g（固体） 或20kcal(80kJ)/100ml（液体）
	无	4kcal/100ml（液体）
脂肪	低	3g/100g（固体）或1.5g/100ml（液体）
	无	0.5g/100g（固体）或100ml（液体）
饱和脂肪*	低	1.5g/100g（固体）或0.75g/100ml（液体） 且饱和脂肪所占能量≤10%
	无	0.1g/100g（固体）或0.1g/100ml（液体）

* 脂肪酸宣称中应包含反式脂肪酸（如果有的话）

图书在版编目(CIP)数据

中国儿童青少年零食指南．2018：全三册 / 中国疾病预防控制中心营养与健康所，中国营养学会编著．—北京：人民卫生出版社，2018

ISBN 978-7-117-27460-9

Ⅰ．①中… Ⅱ．①中… ②中… Ⅲ．①小食品－食品营养－中国－2018－指南 Ⅳ．①R151.3-62

中国版本图书馆 CIP 数据核字(2018)第 261039 号

中国儿童青少年零食指南2018（6～12岁版）

编　　著：中国疾病预防控制中心营养与健康所
　　　　　中国营养学会
出版发行：人民卫生出版社（中继线 010-59780011）
地　　址：北京市朝阳区潘家园南里 19 号
邮　　编：100021
E - mail：pmph @ pmph.com
购书热线：010-59787592　010-59787584　010-65264830
印　　刷：北京顶佳世纪印刷有限公司
经　　销：新华书店
开　　本：889 × 1194　1/32　总印张：1.875
总 字 数：73 千字
版　　次：2018 年 12 月第 1 版　2022 年 12 月第 1 版第 5 次印刷
标准书号：ISBN 978-7-117-27460-9
定价（全三册）：30.00 元
打击盗版举报电话：010-59787491　E-mail：WQ @ pmph.com
（凡属印装质量问题请与本社市场营销中心联系退换）

55检

Guidelines on Snacks for Chinese Children and Adolescents 2018

中国儿童青少年零食指南2018

2018 13~17岁版

中国疾病预防控制中心营养与健康所
中国营养学会
编著

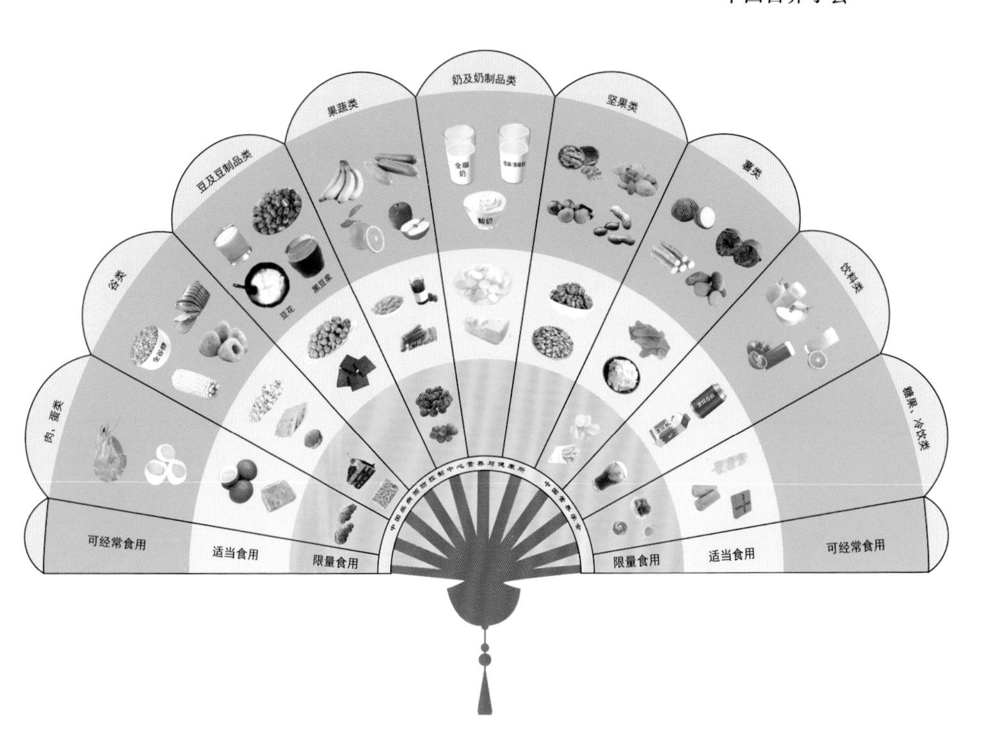

人民卫生出版社

专家指导委员会

翟凤英　丁钢强　杨月欣　孔灵芝　蔡云清　马爱国
杨晓光　梁晓峰

编写组成员（按姓氏拼音排序）

杜文雯　黄绯绯　贾小芳　姜红如　李　丽　李英华
马玉霞　欧阳一非　苏　畅　汪　云　王惠君　王志宏
张　兵　张　伋　张继国　张俊黎　章荣华　张书芳

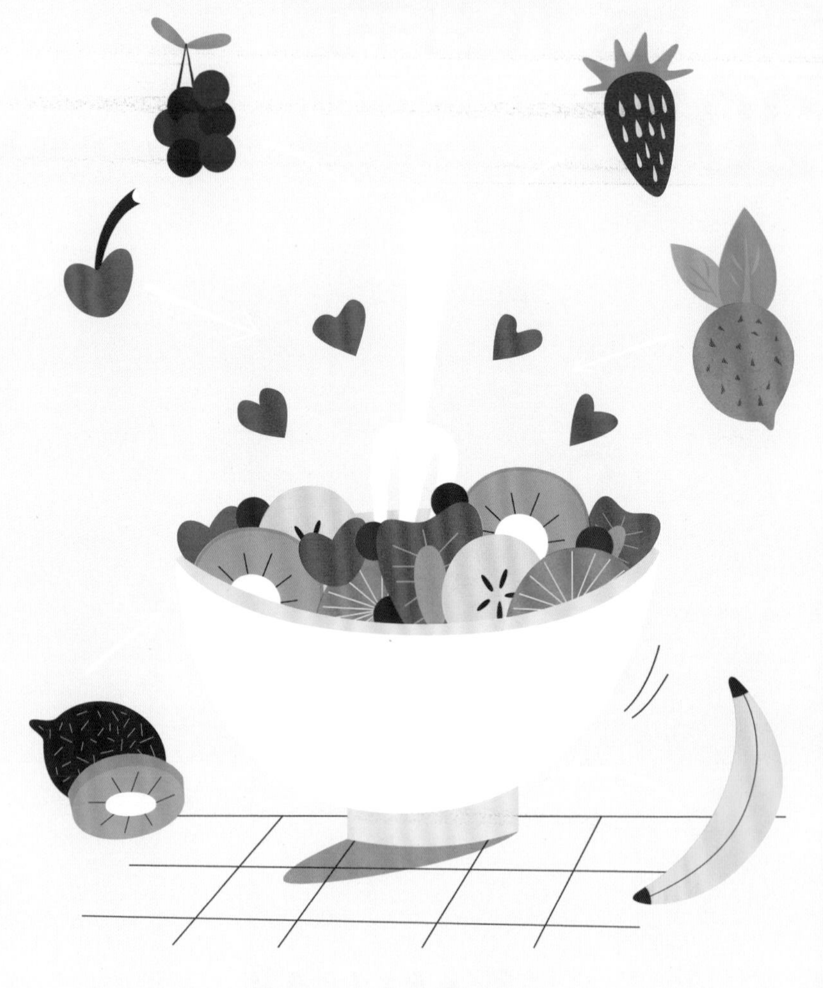

前言

近年来，我国儿童青少年的膳食营养状况有了较大改善，但仍存在零食消费过多、缺乏科学指导等问题。儿童青少年正处于生长发育的关键时期，也是养成良好饮食习惯的重要阶段。因此，引导儿童青少年树立正确的饮食观和健康观，减少或纠正不良的零食消费行为，将有利于儿童青少年从小建立平衡膳食、合理营养的理念，形成良好的饮食习惯，促进其健康成长，使其终生受益。

《中国儿童青少年零食指南（2018）》是在《中国儿童青少年零食消费指南（2008）》的基础上，针对我国儿童青少年零食消费特点，经过大量调研、专家研讨、广泛征求意见，并参考国际上的最新研究进展编制而成。

本指南共三册，分别适用于2～5岁学龄前儿童、6～12岁学龄儿童及13～17岁青少年。本册指南适用于13～17岁青少年，强调食物摄入要以正餐为主，零食不可以代替正餐。如果有吃零食的需要，以本指南作为零食消费的指导。

本指南中，零食是指非正餐时间食用的各种少量食物和饮料。

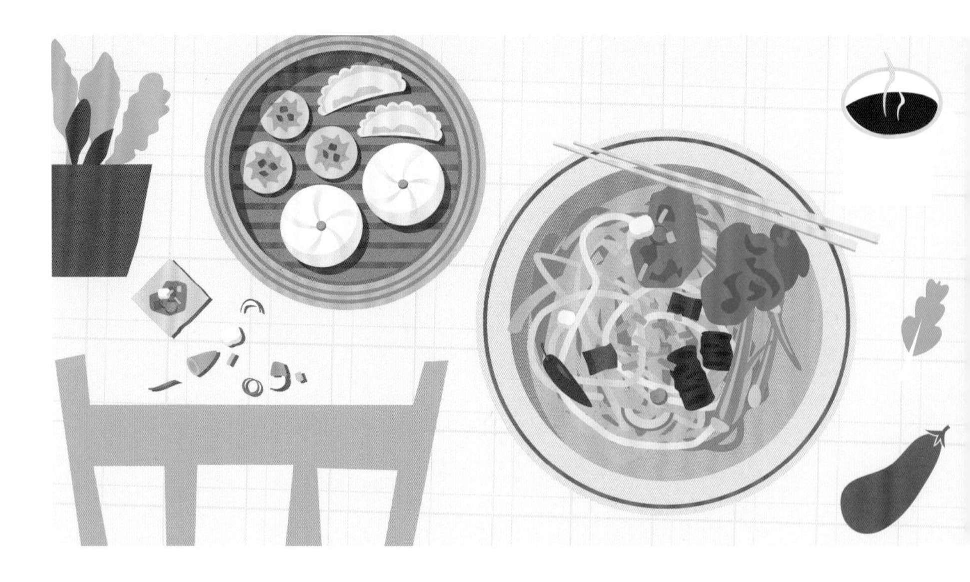

提要

13～17岁青少年正经历着生长发育的第二个高峰期——青春期发育阶段。这一时期的青少年身高和体重快速增长，对能量和营养素的需要量大；自我意识和独立意识增强，对食物选择的自主性和独立性更强；生理发育和心理发育还不够完善，在面对学习负担重、困难或挫折时，情绪波动较大，容易产生冲动性食物消费，摄入较多不健康零食和饮酒等，甚至对某些零食产生依赖。

青少年阶段是饮食习惯和生活方式形成的关键时期，家长和老师对青少年的零食消费行为应及时予以教育指导和监督管理，使其掌握营养与健康相关知识，养成科学规律的饮食习惯，合理选择和消费零食，保持膳食平衡，增进健康。

核心推荐

1. 吃好三餐，避免零食替代
2. 学习营养知识，合理选择零食，优选水果、奶类和坚果
3. 少吃高盐、高糖、高脂肪及烟熏油炸零食
4. 不喝或少喝含糖饮料，不饮酒
5. 零食新鲜、营养卫生
6. 保持口腔清洁，睡前不吃零食

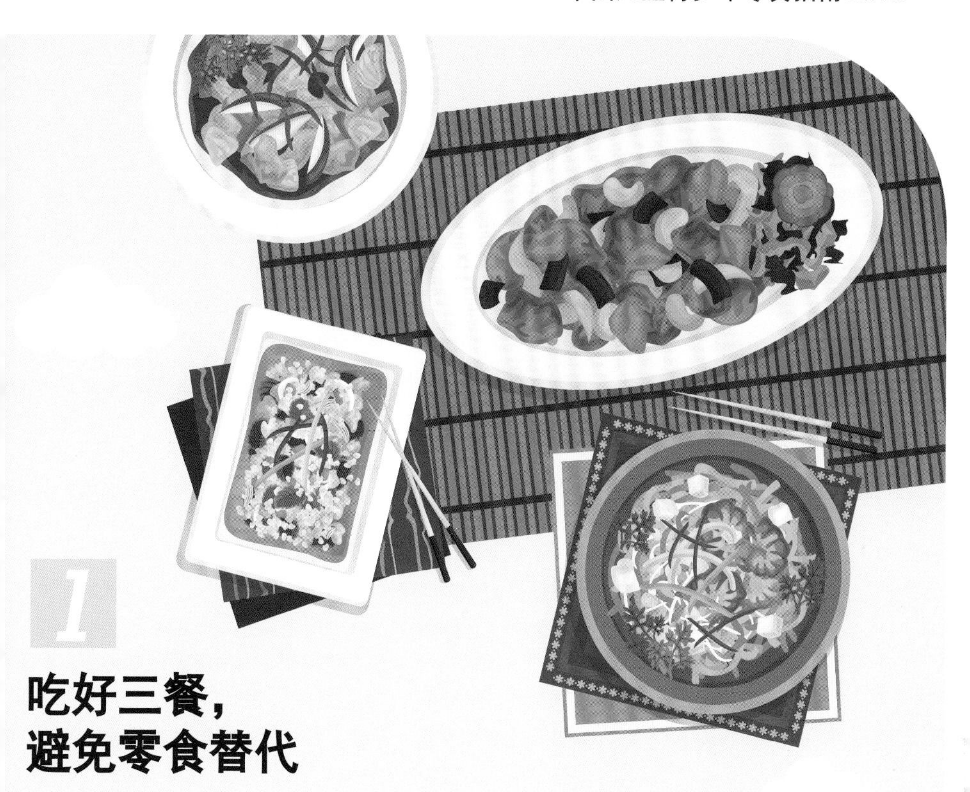

1

吃好三餐，避免零食替代

13～17岁青少年正处于生长发育的第二个高峰期——青春期发育阶段，也是形成良好的饮食习惯和生活方式的关键阶段。在这一时期，青少年对食物选择的自主性和独立性更强，需要正确引导，规律饮食，合理选择零食。

早、中、晚三餐是规律饮食的重要组成，对于青少年非常重要。养成科学的饮食规律将受益终生。为此，家长和学校老师应根据青少年的年龄特点和营养需求准备好三顿正餐，食物既多样又营养；同时，培养孩子的正确饮食观，不偏食、不挑食，定时定量吃好三顿正餐。

对于生长发育高峰期的青少年，因学习压力大，活动强度高，为了防止饥饿，在两次正餐之间摄入适量零食，可作为膳食营养的补充，但不能代替正餐。零食提供的能量不要超过每日总能量的10%，每天吃零食的次数不应超过3次，且每次吃零食的量不宜过多，以免影响正餐的食欲和进食量。

一些青少年，尤其是女孩，往往为了减肥不吃或少吃正餐，饿时就以零食充饥，长此以往，会引起营养不平衡、新陈代谢紊乱、抵抗力下降等问题，影响正常的生长发育和身心健康。

2 学习营养知识，合理选择零食，优选水果、奶类和坚果

零食的种类很多，具有不同的营养特点，科学选择有益于健康的零食，需要青少年学习营养知识。正确认识零食的营养特点，学会阅读食品的营养标签，做到合理选择零食。

水果、奶类和坚果是平衡膳食的重要组成部分。全国营养调查结果显示，我国居民水果、奶类和坚果的摄入量都显著低于推荐量，而且多将水果、奶类和坚果作为零食食用。因此，建议青少年吃零食优先选择水果、奶类和坚果，作为正餐营养需求的必要补充。

新鲜水果含有较多水分，口感多样、美味，富含维生素、矿物质、膳食纤维和植物化学物。另外，水果中果酸、枸橼酸、苹果酸、酒石酸等有机酸含量丰富，能刺激人体消化腺分泌，增进食欲，有利于食物的消化，同时有机酸对维生素C的稳定性有保护作用。

奶类营养成分丰富、组成比例适宜、易于消化吸收，是营养价值高的天然食品。奶类能够提供优质蛋白质、钙和维生素B_2，含人体所需的脂肪酸。此外，奶类中的乳糖能促进钙、铁、锌等矿物质的吸收。对于喝奶后出现腹痛、腹泻、肠鸣等乳糖不耐受症状的青少年，可首选酸奶或低乳糖奶制品。

坚果富含脂肪、蛋白质、矿物质、维生素E和B族维生素，其中脂肪主要由不饱和脂肪酸构成，是人体必需脂肪酸的良好来源。

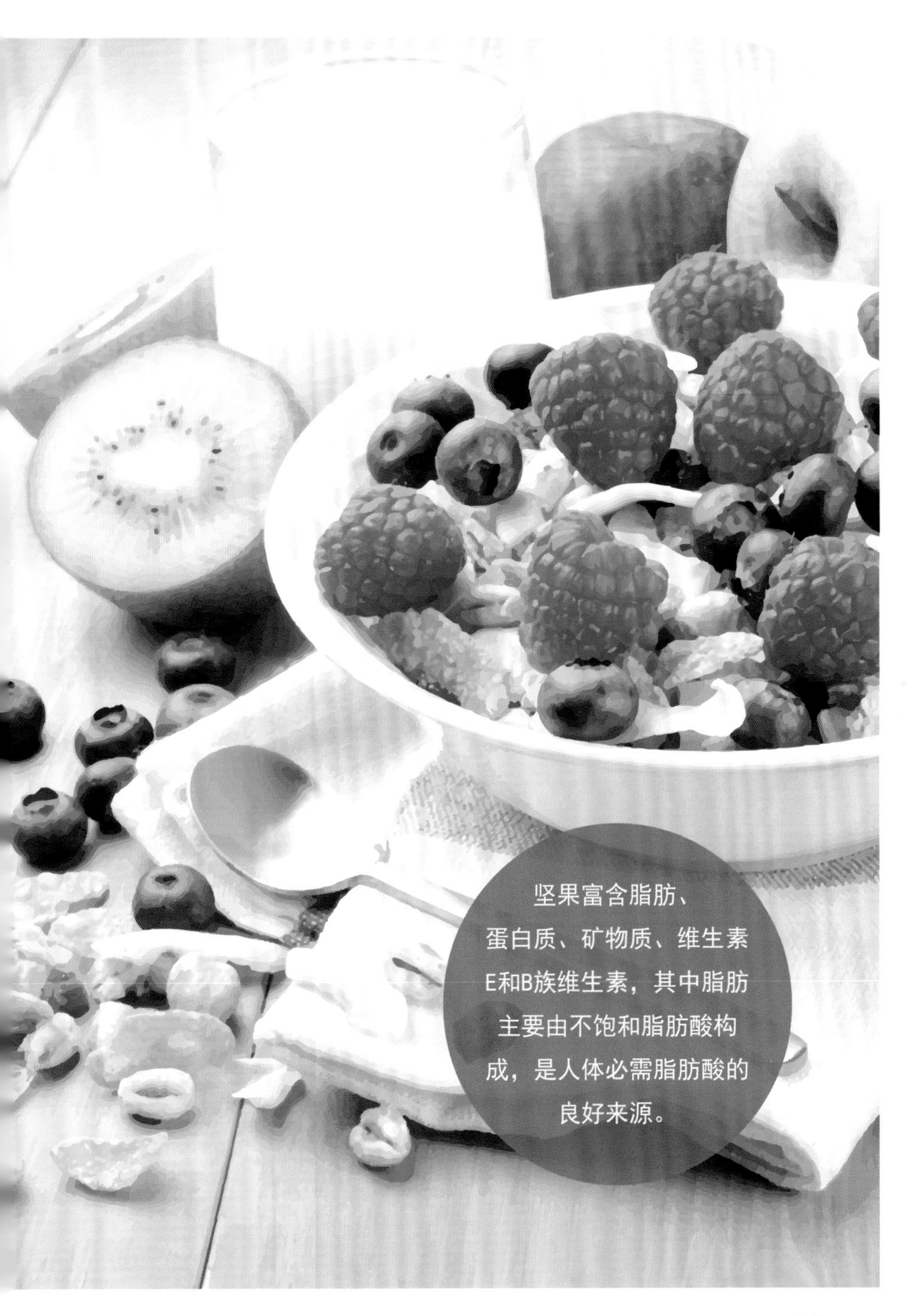

坚果富含脂肪、蛋白质、矿物质、维生素E和B族维生素，其中脂肪主要由不饱和脂肪酸构成，是人体必需脂肪酸的良好来源。

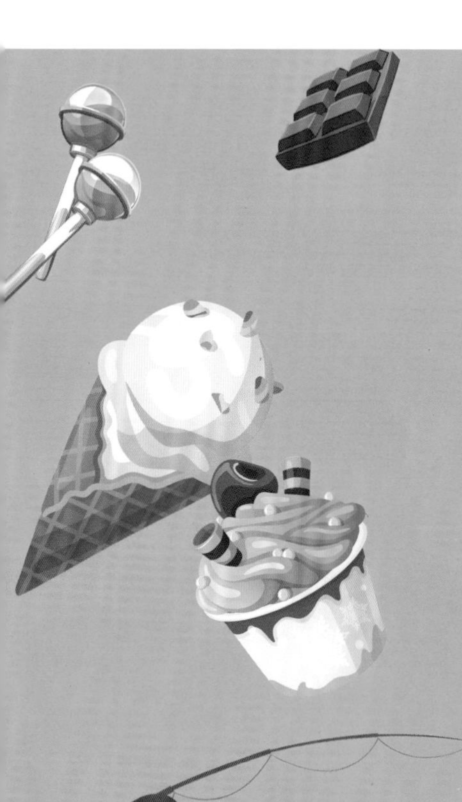

3
少吃高盐、高糖、高脂肪及烟熏油炸零食

儿童青少年时期形成的食物口味偏好，可以保持到成年期，一旦形成不良饮食偏好，将来很难纠正。目前，在高盐、高糖、高脂肪的食物环境和家庭饮食习惯影响下，青少年极易形成重口味的饮食喜好。长期选择高盐、高糖和高脂肪食物可增加发生肥胖、血脂异常、心脑血管疾病、糖尿病和骨质疏松症等的风险。高糖零食还是引发龋齿的危险因素。

许多作为零食的休闲食品都含有较多的盐和（或）脂肪。由于口感、滋味俱佳，深得青少年的喜爱，如果家长和老师不加以引导和限制，孩子会不知不觉摄入过量的盐和（或）脂肪。

糖果和糕点是青少年喜爱的食物，这些食物含有较多的糖，其他营养成分较少，经常食用不但容易形成对甜味的喜好，而且因能量摄入过多增加肥胖的危险。

青少年养成清淡口味的饮食习惯，对其成年后的健康至关重要，家长和老师应该培养青少年养成少吃或不吃高盐、高糖、高脂肪零食的习惯。同时，应教育青少年在购买零食时，学会参考食品包装上营养标签信息，尽量选择低盐、低脂和低糖零食。

烟熏油炸食物含有对人体有害的物质，如可致癌的3，4-苯并芘等，应该让青少年了解这类零食的危害，尽量不吃或少吃烟熏油炸零食。

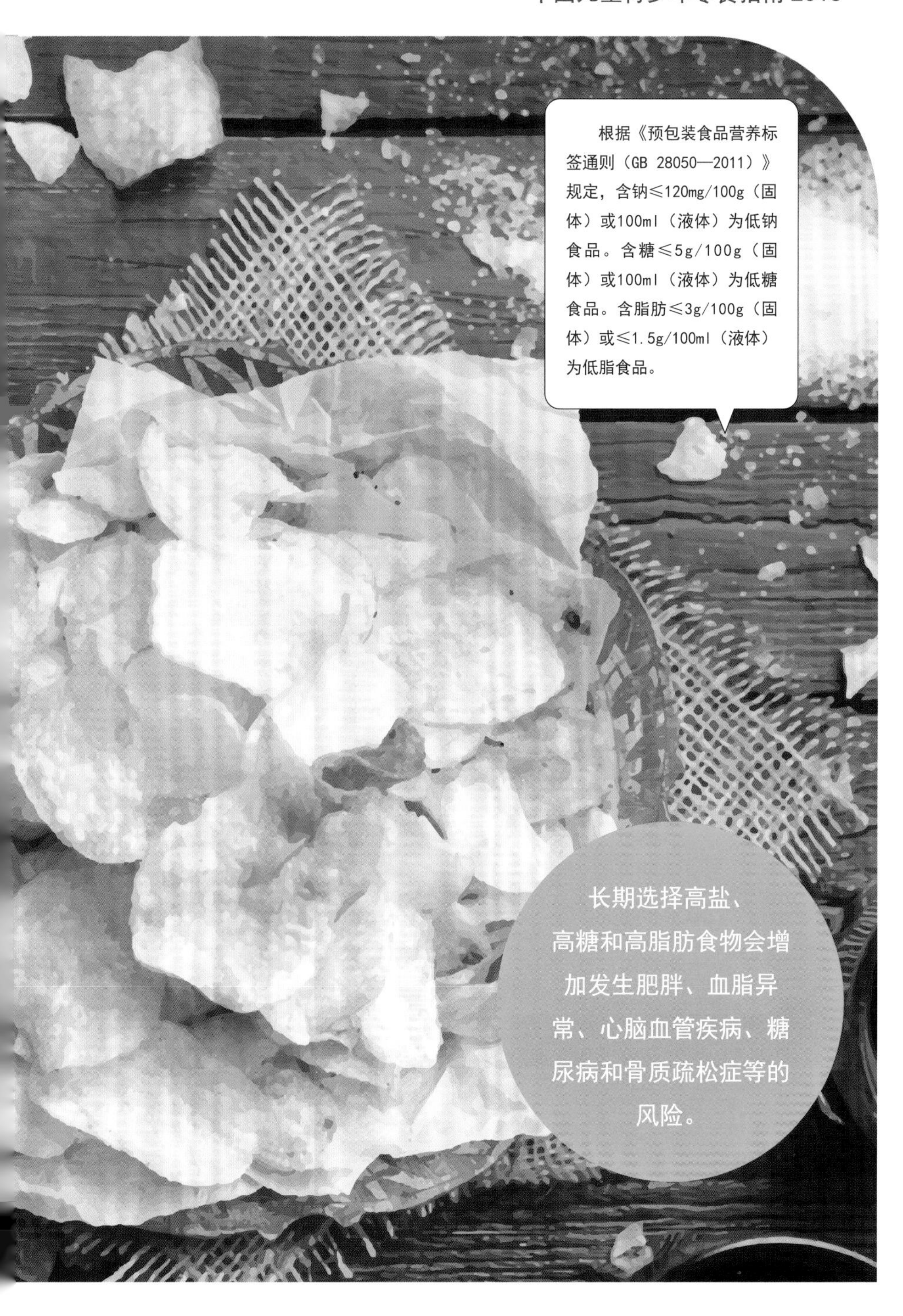
根据《预包装食品营养标签通则（GB 28050—2011）》规定，含钠≤120mg/100g（固体）或100ml（液体）为低钠食品。含糖≤5g/100g（固体）或100ml（液体）为低糖食品。含脂肪≤3g/100g（固体）或≤1.5g/100ml（液体）为低脂食品。
长期选择高盐、高糖和高脂肪食物会增加发生肥胖、血脂异常、心脑血管疾病、糖尿病和骨质疏松症等的风险。

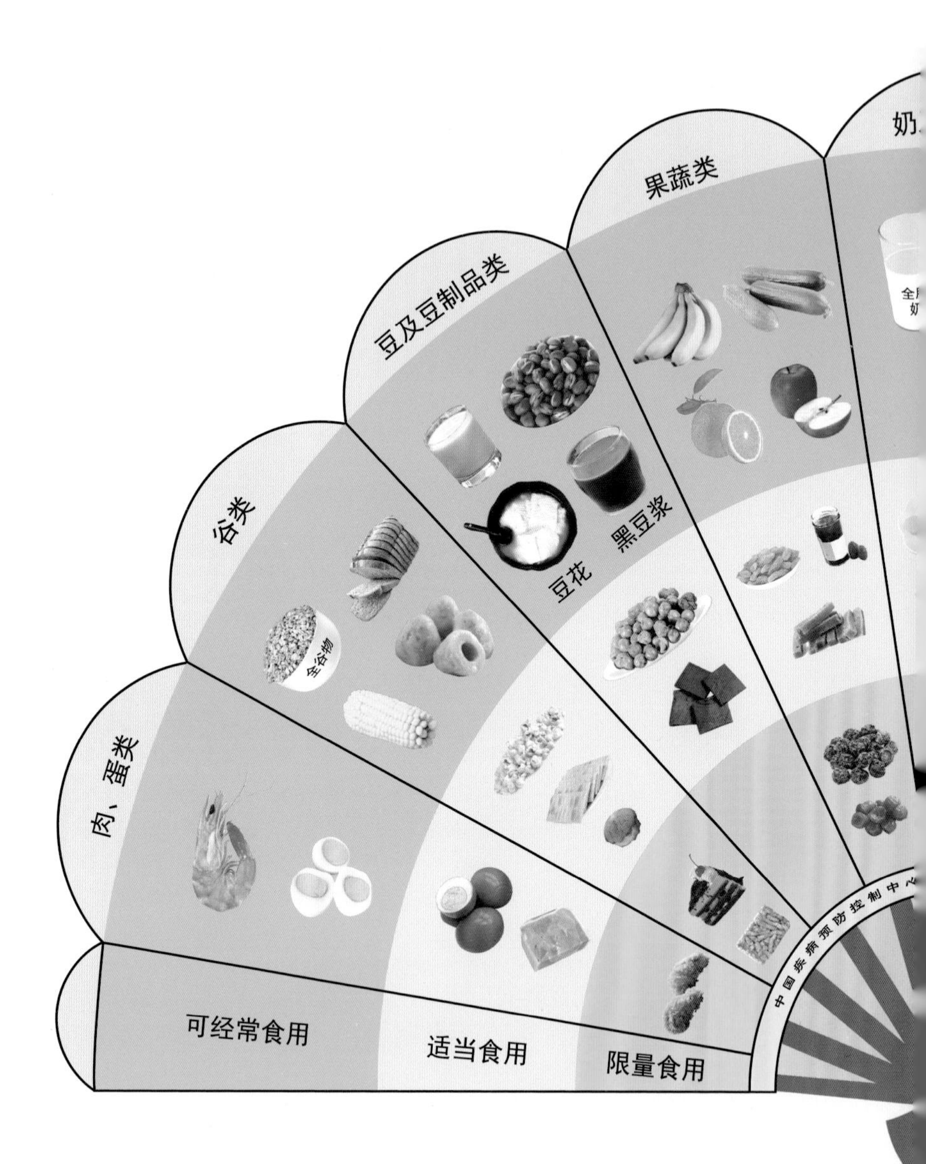

中国儿童青少年零食指南2018

零食扇面图

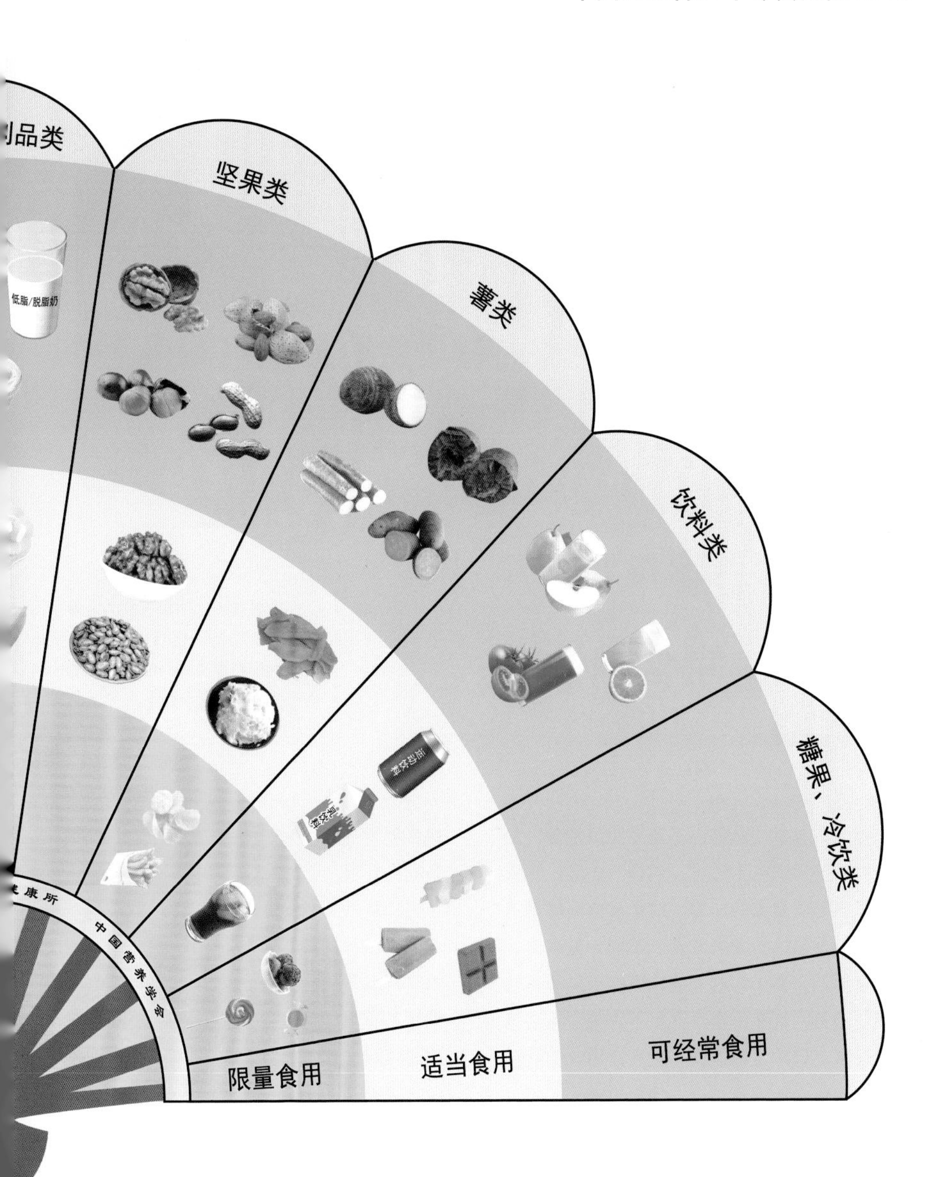
制品类
坚果类
薯类
饮料类
糖果、冷饮类
低脂/脱脂奶
运动饮料
乳饮料
健康所
中国营养学会
限量食用
适当食用
可经常食用

温馨提示

按一听饮料355ml算，多数饮料含糖量可高达38g

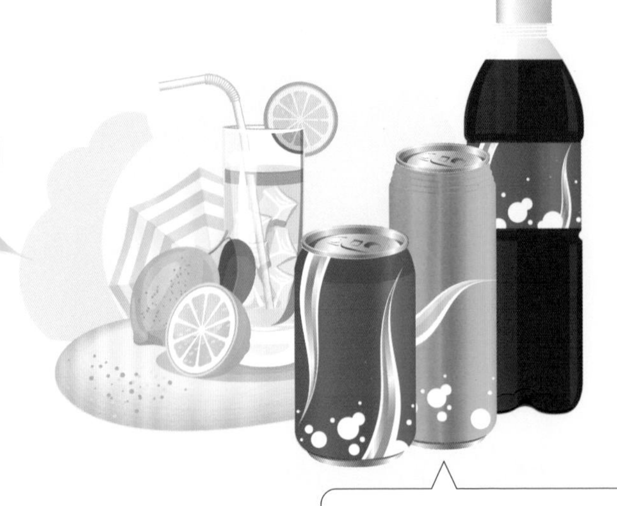

根据我国《预包装食品营养标签通则（GB 28050—2011）》规定，低糖饮料的含糖量≤5g/100ml，无糖饮料的含糖量≤0.5g/100ml。

4 不喝或少喝含糖饮料，不饮酒

水是人体细胞和体液的重要组成部分，参与人体新陈代谢的全过程，对调节体温、维持血容量等起着重要的作用。对于发育高峰期的青少年，足量饮水尤为重要。然而，越来越多的调查显示，青少年对含糖饮料的摄入量呈快速增长趋势，许多中学生已经不再喝没有滋味的白开水，只喝含糖饮料。过多饮用含糖饮料容易引起青少年偏食挑食、摄入过多的能量，还可增加龋齿、肥胖、高血压、脂肪肝和糖尿病的发病风险。

含糖饮料是指制作过程中人为添加糖的饮料，包括碳酸饮料、果蔬汁饮料、运动饮料、茶饮料、含乳饮料、植物蛋白饮料和咖啡饮料等，是青少年摄入添加糖的主要来源。多数饮料含糖量在8%～11%之间。家长要鼓励青少年多喝白开水，不喝含糖饮料，养成良好的饮水习惯，并以身作则。

青少年的生长发育还未成熟，特别是其内脏器官和生理功能还不够完善，肝、肾对酒精（乙醇）的代谢解毒能力不足，留存于体内的酒精对神经系统和其他器官有一定的毒性，影响健康成长。

喝含酒精饮料对青少年的心、脑、肺、肾等器官都会造成一定程度的损害。酒精饮料还会兴奋人体神经系统，引起青少年的异常行为，甚至引发犯罪行为。家长和老师应该教育青少年正确认识酒精的危害，不喝含酒精饮料。

5

零食新鲜、营养卫生

为了避免摄入过多的高盐、高糖、高脂肪零食，最好选择天然新鲜的食物作为零食。青少年要学会阅读营养标签了解不同零食的营养特点，选择营养和卫生的零食。

新鲜的食物含有其固有的营养成分，如新鲜的橘子、苹果、黄瓜、樱桃番茄等，含有丰富的维生素、矿物质和膳食纤维。水果加工制品，如果汁、果脯或果干等，在加工过程中提高了含糖量，且损失了较多的维生素C、膳食纤维等营养成分，降低了原有的营养价值。

家长和老师应教育青少年在正规的商店购买正规厂家生产的零食，选择营养丰富的零食，而不是能量高的零食；为防止病从口入，食用前查看食品是否过期，观察零食的卫生状况，不买三无零食，不吃街头零食，避免因食用不卫生的食物引起中毒及胃肠道疾病。

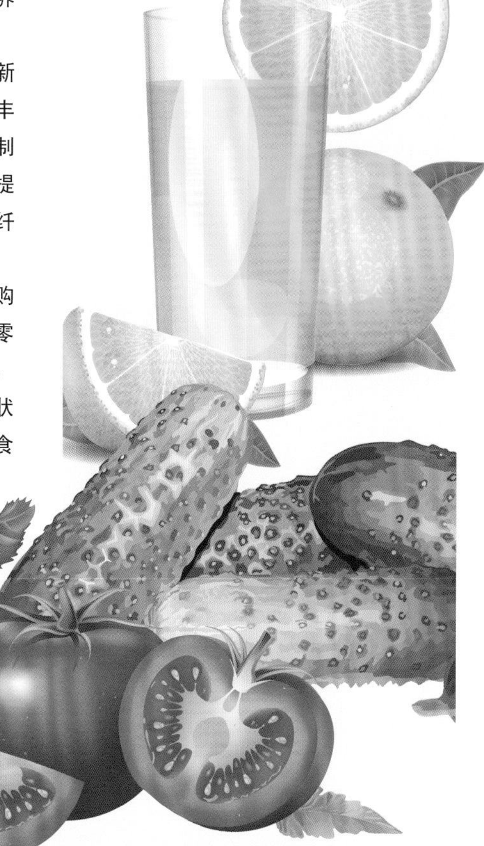

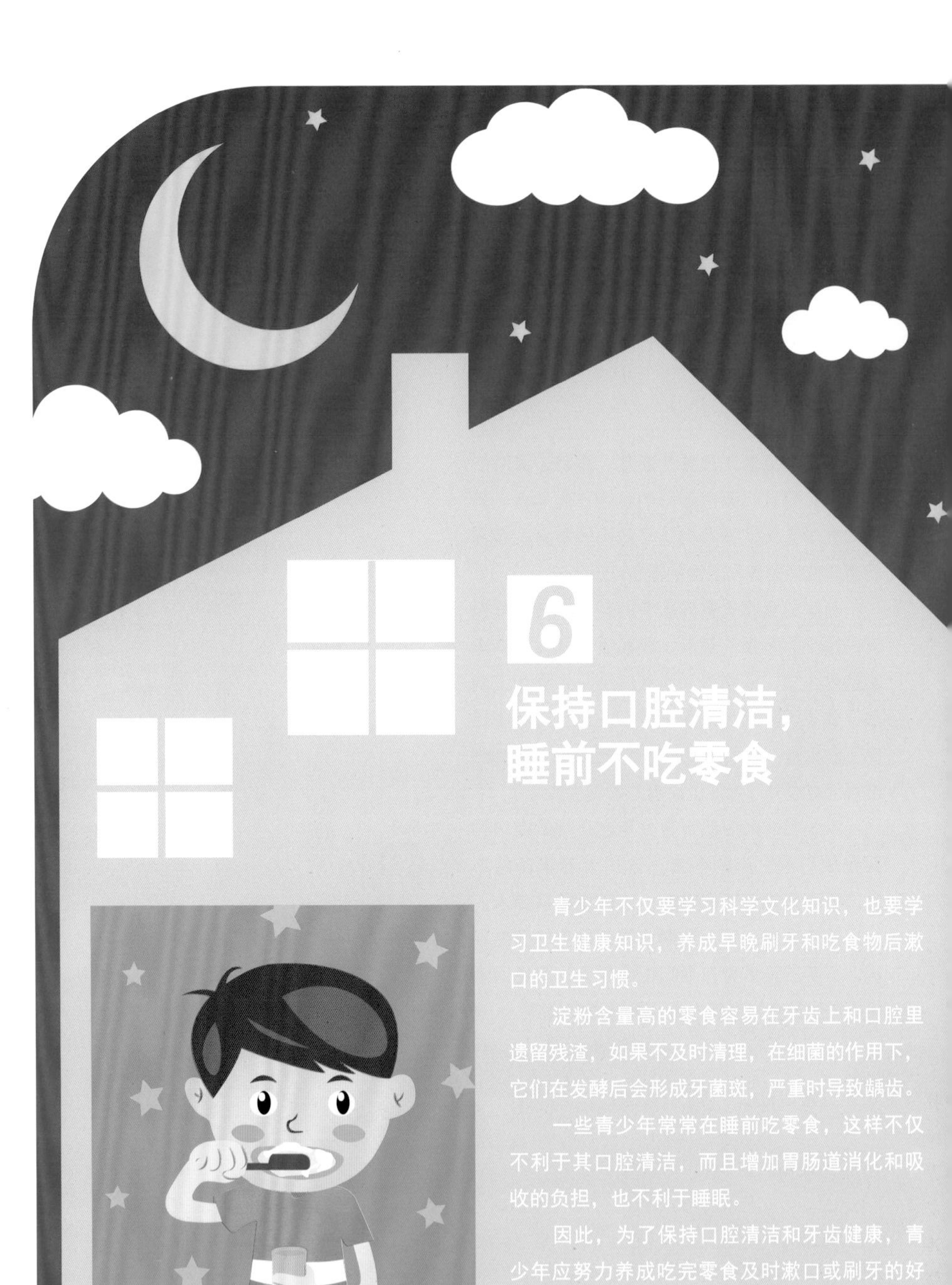

6 保持口腔清洁，睡前不吃零食

青少年不仅要学习科学文化知识，也要学习卫生健康知识，养成早晚刷牙和吃食物后漱口的卫生习惯。

淀粉含量高的零食容易在牙齿上和口腔里遗留残渣，如果不及时清理，在细菌的作用下，它们在发酵后会形成牙菌斑，严重时导致龋齿。

一些青少年常常在睡前吃零食，这样不仅不利于其口腔清洁，而且增加胃肠道消化和吸收的负担，也不利于睡眠。

因此，为了保持口腔清洁和牙齿健康，青少年应努力养成吃完零食及时漱口或刷牙的好习惯，预防龋齿。睡觉前1小时内不吃零食。

对指南主要使用者的建议

本指南旨在促进①青少年，②青少年的家长及其他监护人，③教育、卫生部门管理人员，④营养、食品和农业专业技术人员，⑤学校教师、食堂工作人员及相关管理人员，⑥食品生产企业紧密合作，营造良好食物环境，引导青少年合理选择和消费零食。

1 13～17岁青少年

- 知晓并践行《中国儿童青少年零食指南（2018）》。
- 合理选择零食、食用节制。
- 零食不能代替正餐。

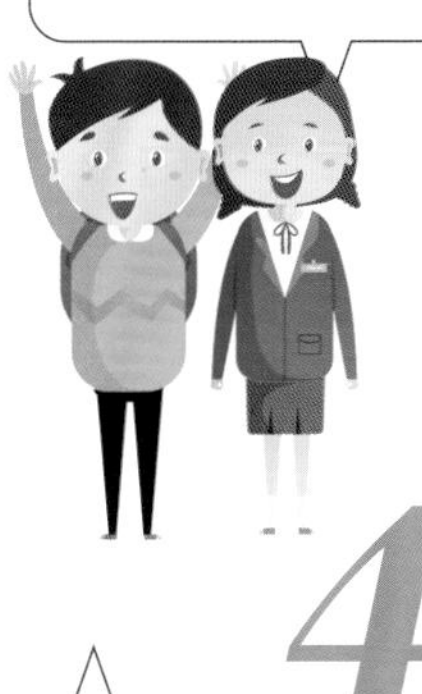

2 青少年的家长及其他监护人

- 正确认识零食的作用，督促青少年吃好三餐，吃少量零食。
- 了解食物的营养特点，帮助和引导青少年选择适量、健康的零食。
- 两餐之间少量零食，零食与正餐的时间间隔以1.5～2小时为宜，每天食用零食次数不超过3次。
- 不将零食作为鼓励或奖励的手段。

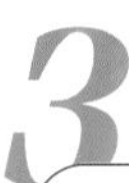

3 教育、卫生部门管理人员

- 掌握并组织宣传《中国儿童青少年零食指南（2018）》。
- 将零食指南纳入中学的健康教育计划。

4 营养、食品和农业专业技术人员

- 宣传《中国儿童青少年零食指南（2018）》。
- 指导青少年合理选择和消费零食。
- 及时修订和完善食品相关的国家标准及行业标准，促进食品符合营养学要求。

5 学校教师、食堂工作人员及相关管理人员

- 掌握和宣传《中国儿童青少年零食指南（2018）》。
- 与家长共同努力，帮助青少年形成良好的零食习惯。
- 由专人负责零食指南宣教，并负责提供和管理学生课间食物。
- 对校内及校园周边食品店进行监督和管理，促使经营者销售健康的零食。
- 提供安全、方便、易得的饮用水。
- 建议配备营养师管理学校配餐和零食。

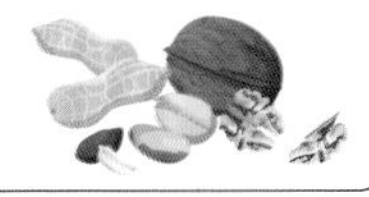

6 食品生产企业

- 开发和生产有益健康的食品，逐渐减少产品中盐、添加糖和脂肪的含量。
- 小份包装。
- 营养标签在包装正面，醒目易读。

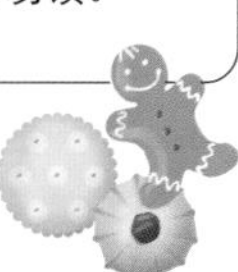

富含主要营养素的零食举例

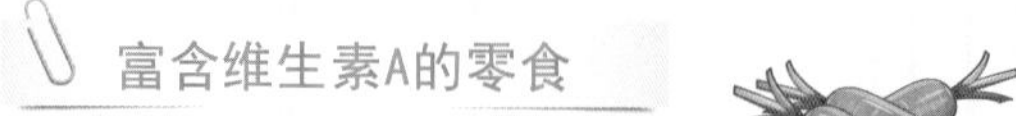

富含维生素A的零食

零食种类	举例
水果类	芒果、柑橘、金桔、木瓜、哈密瓜、西瓜、杏、枇杷
蔬菜类	胡萝卜、番茄、樱桃番茄、南瓜、彩椒
奶及奶制品类	鲜牛奶、纯酸奶、奶酪
蛋类	鸡蛋、鸭蛋、鹌鹑蛋
薯类	红心甘薯

富含维生素E的零食

零食种类	举例
坚果类	核桃、榛子、松子仁、杏仁、花生仁
豆及豆制品类	黄豆浆、黑豆浆

富含维生素C的零食

零食种类	举例
水果类	樱桃、石榴、柑橘、柠檬、草莓、猕猴桃、大枣、沙棘
蔬菜类	番茄

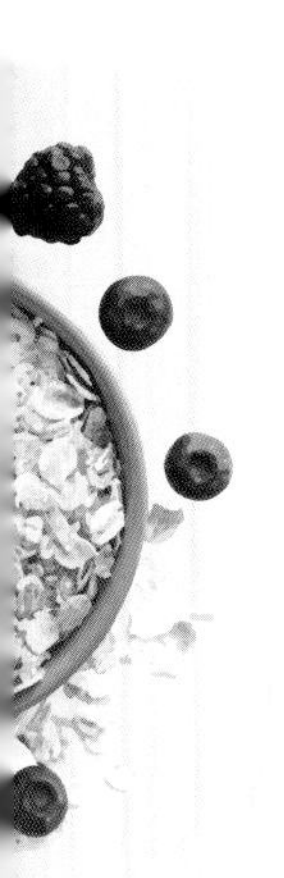

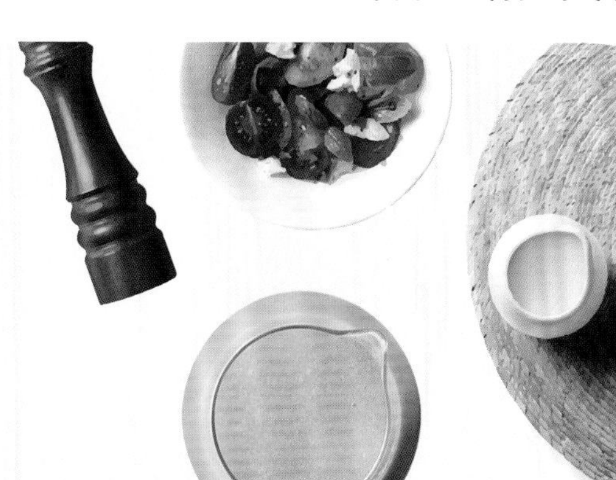

富含钙的零食

零食种类	举例
奶及奶制品类	鲜牛奶、纯酸奶、调味酸奶、果味酸奶、奶酪、奶片
蛋类	蛋黄
豆及豆制品类	非油炸的黑豆、青豆、蚕豆、豆浆、豆腐干、豆腐脑
坚果类	核桃、山核桃、松子、花生、杏仁、腰果、榛子、开心果、芝麻、瓜子
柑橘类水果	橙、柑橘、柠檬

富含膳食纤维的零食

零食种类	举例
菌藻类	海苔
谷类	全谷物、燕麦片、玉米
水果类	枣、葡萄、苹果、猕猴桃、梨
坚果类	核桃、葵花子、杏仁、花生
豆及豆制品类	黄豆、豆腐干
薯类	红薯、马铃薯

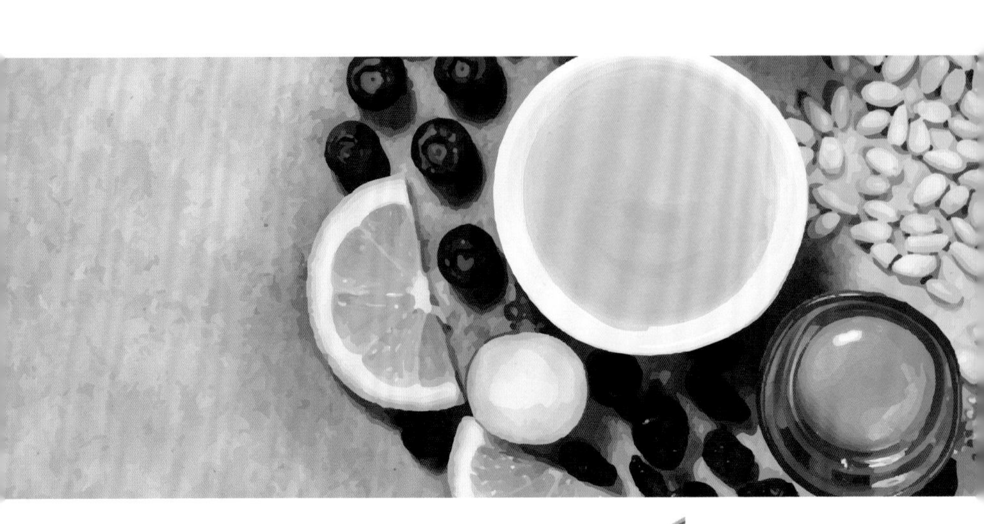

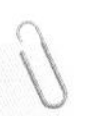

富含锌的零食

零食种类	举例
坚果类	核桃、松子、杏仁、腰果、榛子
豆及豆制品类	黄豆、黑豆、豆腐丝
海鲜类	虾、鱿鱼干
奶制品类	奶酪
蛋类	蛋黄

富含蛋白质的零食

零食种类	举例
海鲜类	鱿鱼片/丝、烤鱼片、虾米、海米
奶及奶制品类	奶疙瘩、奶酪、奶片、牛奶(鲜)、原味酸奶
肉及肉制品类	牛肉干/粒、牛蹄筋、酱牛肉、扒鸡、猪肉脯、卤鸡翅
豆及豆制品类	豆腐皮、青豆、兰花豆、豆腐干
坚果类	南瓜子(炒)、葵花子(炒)、花生仁(炒)、扁桃仁、腰果
菌藻类	牛肝菌、海苔
蛋类	鸡蛋、鹌鹑蛋

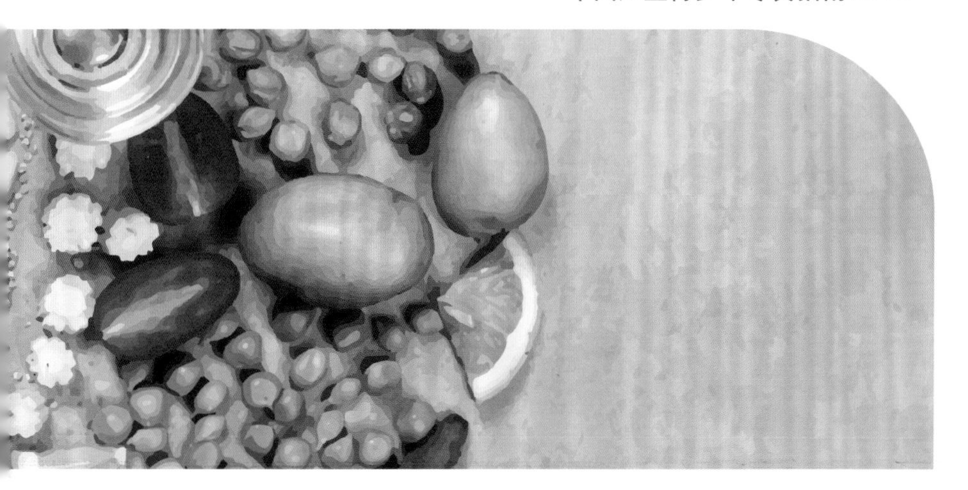

世界卫生组织和联合国粮农组织制定了一系列国际食品标准，并在2013年对《营养和保健宣称使用准则》进行了进一步修订，该标准针对低脂肪食品的界值做出了明确规定，即每百克固体食物或每百毫升液体食物中总脂肪含量≤3.0g或1.5g，或者每百克固体食物或每百毫升液体食物中饱和脂肪含量≤1.5g或0.75g，饱和脂肪供能比≤10%即为低脂肪食物。

成分	宣称	条件（不高于）
能量	低	40kcal(170kJ)/100g（固体） 或20kcal(80kJ)/100ml(液体)
	无	4kcal/100ml（液体）
脂肪	低	3g/100g（固体）或1.5g/100ml(液体)
	无	0.5g/100g（固体）或100ml(液体)
饱和脂肪*	低	1.5g/100g（固体）或0.75g/100ml(液体) 且饱和脂肪所占能量≤10%
	无	0.1g/100g（固体）或0.1g/100ml(液体)

* 脂肪酸宣称中应包含反式脂肪酸(如果有的话)

图书在版编目（CIP）数据

中国儿童青少年零食指南．2018：全三册 / 中国疾病预防控制中心营养与健康所，中国营养学会编著．—北京：人民卫生出版社，2018

ISBN 978-7-117-27460-9

Ⅰ．①中… Ⅱ．①中… ②中… Ⅲ．①小食品－食品营养－中国－2018－指南 Ⅳ．①R151.3-62

中国版本图书馆 CIP 数据核字（2018）第 261039 号

中国儿童青少年零食指南2018（13～17岁版）

编　　著：中国疾病预防控制中心营养与健康所
中国营养学会
出版发行：人民卫生出版社（中继线 010-59780011）
地　　址：北京市朝阳区潘家园南里 19 号
邮　　编：100021
E - mail：pmph @ pmph.com
购书热线：010-59787592　010-59787584　010-65264830
印　　刷：北京顶佳世纪印刷有限公司
经　　销：新华书店
开　　本：889 × 1194　1/32　　**总印张**：1.875
总 字 数：73 千字
版　　次：2018 年 12 月第 1 版　2022 年 12 月第 1 版第 5 次印刷
标准书号：ISBN 978-7-117-27460-9
定价（全三册）：30.00 元